Monthly Book
Medical Rehabilitation

編集企画にあたって………

　障害を分類する方法には，ICF（international classification of functioning, disability and health）をはじめ様々な分類法がある．もちろん ICF は優れた分類法であるが，本邦における障害の分類において最も知られており，しかも行政的にもよく使われているのは身体障害者福祉法による障害の分類，つまり身体障害者手帳による分類であろう．

　身体障害者福祉法は昭和 24 年 12 月 26 日に第三次吉田内閣のもと，障害者の日常生活および社会生活を総合的に支援するための法律として，それとあいまって身体障害者の自立と社会経済活動への参加を促進するため，身体障害者を援助し，および必要に応じて保護し，もって身体障害者の福祉の増進を図ることを目的とする法律として公布され，昭和 25 年 4 月 1 日より施行された．

　制定時から，身体障害者手帳が位置づけられていたが，「視力障害」，「言語機能障害」，「中枢神経機能障害」，「聴力障害」，「肢体不自由」の 5 つの障害のみを対象としていた．昭和 29 年 3 月には，身体障害者福祉法が改正され，「視力障害」を「視覚障害」，「聴力障害」を「聴覚又は平衡機能の障害」，「言語機能障害」を「音声機能又は言語機能の障害」，「中枢神経機能障害」を「肢体不自由」に範囲が改正された．

　昭和 42 年 8 月に，身体障害者福祉法が改正され，前年の身体障害者福祉審議会答申を受けて，内部障害としては初めて「心臓機能障害」と「呼吸機能障害」が対象とされた．つまり身体障害者福祉法ができてから 18 年が経ちようやく，呼吸器の障害が障害として認められた経緯があり，感慨深い．その背景には，外からわかりづらい障害であったことがあると考えられる．

　「呼吸機能障害」の最も大きな障害は呼吸困難がもたらす日常生活動作障害であろう．慢性呼吸器疾患患者は，呼吸困難のために身体活動性が低下し，骨格筋廃用をもたらしさらなる呼吸困難を生じるという悪循環・負のスパイラルを導き，結果的に予後の悪化につながる．この負のスパイラルを断ち切るのが，運動療法を中核とした呼吸リハビリテーションである．身体活動性は低下すると，呼吸器疾患が負のスパイラルに陥るのみならず，循環器系疾患・代謝系疾患などの罹患率も高まり，それにより死亡するリスクも高まる．運動療法はこれらすべての内部障害疾患において良い結果をもたらす可能性がある．内部障害のリハビリテーション医療においては，運動療法を通して育まれた「活動」を維持し，生命予後を改善するのが目標である．

　本特集ではそのような観点から，その方面で活躍している先生方から執筆いただいた内容となっている．明日からの診療の参考としていただければ幸いである．

2023 年 3 月

海老原　覚

JN117584

Key Words Index

Writers File

ライターズファイル（50音順）

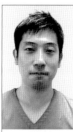

飯島裕基
（いいじま ゆうき）

2010年	東京医科歯科大学医学部医学科卒業 国保旭中央病院初期臨床研修
2012年	東京医科歯科大学附属病院呼吸器内科後期研修
2013年	自治医科大学附属病院呼吸器内科
2016年	山梨県立中央病院呼吸器内科
2018年	東京医科歯科大学附属病院呼吸器内科

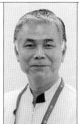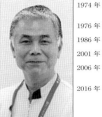

千住秀明
（せんじゅう ひであき）

1974年	九州リハビリテーション大学校卒業 星ヶ丘厚生年金病院
1976年	国立療養所近畿中央病院
1986年	長崎大学医療技術短期大学部，講師
2001年	同大学医学部保健学科理学療法学専攻，教授
2006年	同大学大学院医歯薬学総合研究科保健学専攻，教授
2016年	同大学大学院医歯薬学総合研究科新興感染症病態制御学系専攻抗酸菌感染症学講座（連携大学院），教授
2022年	びわこリハビリテーション専門職大学理学療法学科，教授

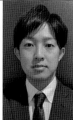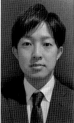

原田惇平
（はらだ じゅんぺい）

2015年	県立広島大学保健福祉学部理学療法学科卒業 地方独立行政法人神戸市民病院機構神戸市立医療センター中央市民病院リハビリテーション技術部
2021年	神戸大学大学院保健学研究科博士課程前期課程パブリックヘルス領域健康科学分野修了

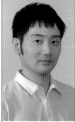

稲垣 武
（いながき たけし）

2006年	千葉県医療技術大学校理学療法学科卒業
2006年	千葉大学医学部附属病院リハビリテーション部
2014年	同大学大学院医学薬学府修士課程修了，修士（医科学）
2018年	同大学大学院医学薬学府博士課程修了，博士（医学）

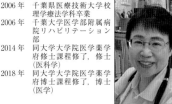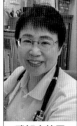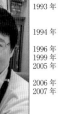

武知由佳子
（たけち ゆかこ）

1993年	新潟大学医学部卒業 昭和大学麻酔科緩和ケアチーム，医員
1994年	大田病院外科内科，研修医
1996年	同病院呼吸器科，医員
1999年	同病院呼吸器科，医長
2005年	国立病院機構八雲病院小児科，医員
2006年	大田病院呼吸器科，医員
2007年	川崎協同病院呼吸器科，医員 いきいきクリニック，院長

三浦平寛
（みうら たかひろ）

2011年	東北大学医学部医学科卒業
2013年	同大学大学院医学系研究科内部障害学分野入局
2019年	同大学大学院医学系研究科博士課程修了
2020年	同大学大学院医学系研究科内部障害学分野，助教

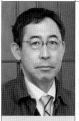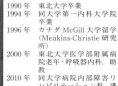

海老原 覚
（えびはら さとる）

1990年	東北大学卒業
1994年	同大学医学部第一内科大学院卒業
1996年	カナダ McGill 大学留学（Meakins-Christie研究所）
2000年	東北大学医学部附属病院老年・呼吸器内科，助教
2010年	同大学病院内部障害リハビリテーション科，講師
2014年	東邦大学大学院医学研究科リハビリテーション医学講座，教授
2022年	東北大学大学院医学系研究科内部障害学分野，教授

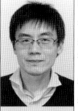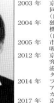

田辺直也
（たなべ なおや）

2003年	京都大学医学部卒業 同大学医学部附属病院（内科研修医）
2004年	独立行政法人国立病院機構姫路医療センター（内科研修医）
2005年	市立岸和田市民病院呼吸器内科
2012年	京都大学大学院医学研究科博士課程修了 滋賀県立成人病センター呼吸器内科
2014年	ブリティッシュコロンビア大学（バンクーバー，カナダ），ポスドク研究員
2017年	京都大学医学部附属病院呼吸器内科，医員 同大学医学部附属病院呼吸器内科，特定助教
2021年	同大学医学部附属病院リハビリテーション科/呼吸器内科，助教

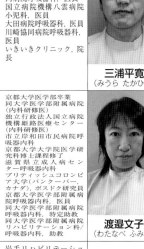

渡邉文子
（わたなべ ふみこ）

1994年	名古屋大学医療技術短期大学部理学療法学科卒業 公立陶生病院中央リハビリテーション部
2004年	名古屋大学大学院医学系研究科リハビリテーション療法学修士課程卒業
2012年	同大学大学院医学系研究科分子総合医学呼吸器内科学専攻博士課程修了 公立陶生病院中央リハビリテーション部第2理学療法室，主任
2021年	同，室長

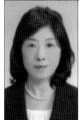

海老原孝枝
（えびはら たかえ）

1990年	秋田大学医学部医学科卒業
1992年	東北大学医学部附属病院老人科，医員
1996年	カナダ McGill 大学 Meakins-Christie研究所，ポスドクフェロー
2000年	東北大学医学部附属病院老年・呼吸器内科，医員
2007年	同大学病院老年内科，助教
2008年	同大学加齢医学研究所老年医学分野，助教
2014年	同大学大学院医学系研究科国際保健歯科分野，非常勤講師
2015年	東京大学大学院医学系研究科加齢医学講座，非常勤講師
2016年	杏林大学医学部高齢医学講座，准教授

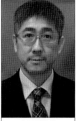

中田隆文
（なかた たかふみ）

1987年	岩手リハビリテーション学院理学療法学科卒業 盛岡友愛病院リハビリテーション科
1992年	同リハビリテーション科，主任
1999年	同在宅医療部
2004年	須藤内科クリニックリハビリテーション科，科長
2015年	もりおかこども病院
2017年	マリオス小林内科クリニックリハビリテーション科，科長

Contents

在宅でみる呼吸器疾患の リハビリテーション診療

編集／東北大学教授　海老原　覚

Monthly Book

MEDICAL REHABILITATION No.286/2023.4 目次

編集主幹／宮野佐年　水間正澄

読んでいただきたい文献紹介

　『COPD（慢性閉塞性肺疾患）診断と治療のためのガイドライン　第6版』がこれまでのガイドラインの流れを引き継ぎ，疾患概念，病態，診断，治療について参考となる事項や手順と，新しい知見を加え最新版が2022年に発刊された．特に本版では，COPDの治療に関するクリニカルクエスチョンを設定し，最新のエビデンスをもとに科学的なレビューを行い，クエスチョンに対する現時点でのベストアンサーを模索している．本疾患の治療・管理に関する記載のみならず，新たに追加・修正された項目もあり，本書を一読することで疾患理解を深めることができる．COPDの包括的なリハビリテーションについても解説されている．

　『特発性間質性肺炎　診断と治療の手引き2022（改訂第4版）』が，2016年の第3版以来，約6年ぶりに改訂され発刊された．この間に特発性間質性肺炎の一つである特発性肺線維症について『特発性肺線維症の治療ガイドライン2017』が作成され，2018年には特発性肺線維症の診断に関する国際ガイドラインが改訂された．また，2020年には「進行性線維化を伴う間質性肺炎（progressive fibrosing interstitial lung disease；PF-ILD）」に対する薬剤として抗線維化nintedanibの適用拡大が承認され，間質性肺炎の一部においては治療の選択肢が広がった．今改訂では，本邦における特発性肺線維症（IPF）治療に関するガイドラインや国際的なIPF診断に関するガイドラインとの整合性を図られているほか，新たなフェノタイプや緩和ケアに関する解説も追加され，最新情報へアップデートがなされている．

　2007年に初版が出版された「呼吸リハビリテーションマニュアル―患者教育の考え方と実践」の改訂版として，『呼吸器疾患患者のセルフマネジメント支援マニュアル』が2022年に刊行された．呼吸器疾患患者が，生涯にわたり健康の維持・増進や増悪予防のためのセルフマネジメント行動が継続できるようにするためには，セルフマネジメント教育をコアとした，調整・意思決定・システム構築・専門職育成を柱とする「統合されたセルフマネジメント支援（integrated approach to self-management support）」による介入が求められる．多専門職種の協働により作成されたこのマニュアルが「セルフマネジメント支援」の普及に大きく貢献し，包括的呼吸リハビリテーションによる健康の維持・増進や増悪の予防に資することと思われる．

1) 日本呼吸器学会COPDガイドライン第6版作成委員会（編）：『COPD（慢性閉塞性肺疾患）診断と治療のためのガイドライン　第6版』，メディカルレビュー社，2022年.
2) 日本呼吸器学会びまん性肺疾患診断・治療ガイドライン作成委員会（編）：『特発性間質性肺炎　診断と治療の手引き2022（改訂第4版）』，南江堂，2022年.
3) 特発性肺線維症の治療ガイドライン作成委員会（編）：『特発性肺線維症の治療ガイドライン2017』，南江堂，2017.
4) 3学会合同セルフマネジメント支援マニュアル作成ワーキンググループ，日本呼吸ケア・リハビリテーション学会呼吸リハビリテーション委員会ワーキンググループ，日本呼吸理学療法学会ワーキンググループ，日本呼吸器学会呼吸管理学術部会ワーキンググループ：『呼吸器疾患患者のセルフマネジメント支援マニュアル』，一般社団法人日本呼吸ケア・リハビリテーション学会，2022.

（海老原　覚）

MB Med Reha **No.286**：1-5, 2023

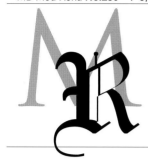

特集／在宅でみる呼吸器疾患のリハビリテーション診療

ハイフローセラピー患者の呼吸リハビリテーション診療

原田惇平[*1]　永田一真[*2]　富井啓介[*3]

Abstract　呼吸不全患者に対するハイフローセラピーは，運動の分野においてもその有用性が報告されている．本邦では在宅におけるハイフローセラピーの使用が一定の条件下で保険適用となり，領域が拡大したことにより在宅リハビリテーションにおいても，その実用性が期待される．しかしながら現状，ハイフローセラピーを用いた在宅リハビリテーションに関する実績の報告は少なく，エビデンスや経験の乏しい中で患者と向き合う必要がある．

本稿では在宅におけるハイフローセラピーを使用したリハビリテーションを，安全性と質を確保しながら将来的に普及させていくために，運動療法におけるハイフローセラピーの生理学的効果や機械特性，適応，リスクなどに触れる．

Key words　ハイフローセラピー(high-flow therapy)，高流量鼻カニュラ酸素療法(high-flow nasal cannula oxygen therapy)，運動耐容能(exercise tolerance)，在宅におけるリハビリテーション(home-based rehabilitation)

はじめに

ハイフローセラピー(高流量鼻カニュラ酸素療法(high-flow nasal cannula oxygen therapy；HFNC))は呼吸管理に関する方法の1つとして，多くの病院で急性期から用いられている．HFNCを必要とするような入院患者は呼吸リハビリテーションの適応となることが多く，その効果や安全性についての報告は増えている．そして本邦では2022年4月の診療報酬改定において，在宅ハイフローセラピー指導管理料が新設されたことにより，算定要件(**表1**)の下で在宅におけるHFNCの使用が保険適用となった．適用が生活期まで拡大したことで，HFNCを用いたリハビリテーションに対する需要も増加していくことが予想される．

これまで病院でのみ用いられてきたHFNCを在宅で導入するにあたり，呼吸リハビリテーションに関わるすべてのスタッフは，運動療法にHFNCを用いる際の生理学的機序や利点，そしてリスクなどについてより一層の理解を深める必要がある．

HFNCを用いたリハビリテーション

1．生理学的効果

HFNCによって生じる生理学的効果(**表2**)は，呼吸リハビリテーションにおいても有用である．

1）解剖学的死腔の洗い流し

HFNCは鼻腔に対して30 L/minを上回る高流量のガスを送り込むことが可能である．これにより鼻腔内に乱流が発生し，解剖学的死腔が洗い流されることで肺胞換気量は増加する．

[*1] Jumpei HARADA，〒650-0047 兵庫県神戸市中央区港島南町2-1-1　地方独立行政法人神戸市民病院機構神戸市立医療センター中央市民病院リハビリテーション技術部
[*2] Kazuma NAGATA，同病院呼吸器内科，医長
[*3] Keisuke TOMII，同病院，副院長／呼吸器内科部長

表 1. 在宅ハイフローセラピー指導管理料における算定要件

対象となる患者は，在宅ハイフローセラピー導入時に以下のいずれも満たす慢性閉塞性肺疾患（COPD）の患者であって，病状が安定し，在宅でのハイフローセラピーを行うことが適当と医師が認めた者とする．

ア. 呼吸困難，去痰困難，起床時頭痛，頭重感等の自覚症状を有すること．

イ. 在宅酸素療法を実施している患者であって，次のいずれかを満たすこと．
- **（イ）** 在宅酸素療法導入時又は導入後に動脈血二酸化炭素分圧 45 mmHg 以上 55 mmHg 未満の高炭酸ガス血症を認めること．
- **（ロ）** 在宅酸素療法導入時又は導入後に動脈血二酸化炭素分圧 55 mmHg 以上の高炭酸ガス血症を認める患者であって，在宅人工呼吸療法が不適であること．
- **（ハ）** 在宅酸素療法導入後に夜間の低換気による低酸素血症を認めること（終夜睡眠ポリグラフィー又は経皮的動脈血酸素飽和度測定を実施し，経皮的動脈血酸素飽和度が 90％以下となる時間が 5 分間以上持続する場合又は全体の 10％以上である場合に限る．）．

表 2. ハイフローセラピーの生理学的効果

解剖学的死腔の洗い流し
　　鼻腔容積のウォッシュアウト
呼吸仕事量の軽減
　　肺胞換気量の増加，呼吸回数の減少
PEEP 様効果，比較的正確な FiO_2 の設定
　　吸気流速を上回る流量の供給
安定した加温加湿
　　相対湿度100％かつ37℃の高流量酸素混合気の供給

2）呼吸仕事量の軽減

慢性閉塞性肺疾患（COPD）を対象とした報告では，HFNC の導入は分時換気量を保ちながら呼吸回数を減少させた[1]．例として解剖学的死腔を除いた 350 mL を 1 回換気量とした場合，鼻腔内の死腔容積とされる約 50 mL がウォッシュアウトされることで肺胞換気量は約 15％増加することとなる．換気能力が低下するような呼吸不全を呈した患者では，増加の割合は相対的に大きくなることとなり，実質的に呼吸仕事量が軽減する可能性がある．

3）高い精度の吸入気酸素濃度

設定した流量が患者の吸気流速を上回ることで吸入気酸素濃度（FiO_2）の精度を高めることが可能となる．国内の医療機関における中央配管ガスは，酸素と治療用空気の供給圧が 400 kPa と定められていることから，60 L/min が最大流量である機器が多い．リハビリテーションにおいて安定した FiO_2 を得るためには，流量の設定にとりわけ注意が必要である．流量が 40 L/min 未満の場合では 1 回換気量の増加に伴い実際の FiO_2 は低下した[2]と報告されており，運動に伴う吸気流速の上昇に対応可能な流量に設定する．

4）呼気終末陽圧（PEEP）様効果

高い流量に応じて平均気道内圧は上昇し，気道内は若干の陽圧となる．例として流量 50 L/min では閉口時に約 3.3 cmH_2O，開口時には約 1.7 cmH_2O とおよそ半分の平均気道内圧が計測された[3]．閉口時であってもその程度は小さく過度な期待はできないが，auto PEEP の相殺や気道の開存に多少寄与する可能性がある．しかし一般的に，閉口したまま運動を行うことは仮に健常者であっても困難である．流量や運動負荷量を上げるに連れて患者は開口する傾向にあるが，それにより安定したリークの獲得や，鼻腔に留まらず口腔や咽頭まで洗い流される可能性が期待できる．したがって，得られる生理学的効果としては解剖学的死腔の洗い流しの方が重要である．

5）安定した加温加湿

相対湿度が100％かつ37℃の高流量酸素混合気を供給し，水蒸気を送り込むことで自然で十分な加湿が得られる．

2．運動療法

HFNC を用いたリハビリテーションに関して，現状ではエビデンスは確立されていないものの，その報告は増えており有用性が示されている．COPD 12 名（1 秒量（FEV1），％ predicted：35±

12）を対象とした報告では，サイクルエルゴメーターを用いた運動療法において，コントロール群と比較して HFNC（60 L/min）を用いた群で運動持続時間が延長し，isotime における呼吸困難と下肢疲労の軽減を即時的に認めた[4]．

また，特発性肺線維症（IPF）24 名（努力性肺活量（FVC），% predicted：73.6，肺拡散能検査（DL_{CO}），% predicted：64.8）を対象とした運動介入において，ベンチュリーマスク（12 L/min，FiO_2：0.5）と比較して HFNC（60 L/min，FiO_2：0.5）を用いた群では，サイクルエルゴメーターにおける運動持続時間の延長と下肢疲労の軽減を即時的に認めたという報告[5]や，在宅酸素療法を必要とするような COPD や IPF，気管支拡張症を含めた慢性呼吸不全 32 名を対象とした週 5 日，計 4 週間の運動介入において低流量酸素療法（nasal cannula：6 L/min）と比較して，HFNC（50 L/min，FiO_2：1.0）を使用した場合に 6 分間歩行距離の有意な改善を認めた報告[6]などがある．現状，在宅ハイフローセラピーの適応は COPD のみとなっているが，呼吸リハビリテーションの観点においては，他の呼吸器疾患に対してもその有用性が期待できる．

3．HFNC の使用が好ましいケースとは？

疾患を問わず，在宅で HFNC を用いてリハビリテーションを行う場合には，どのような対象に適応の可能性があるのか．

1）低流量システムでは運動できない場合

通常の低流量酸素療法では，運動に伴う呼吸仕事量の増大に合わせて呼吸困難が出現し，リハビリテーションにおける強度や時間の確保が難しいことがある．HFNC による高流量ガスの投与は吸気の仕事量を軽減させ，運動負荷量を上げたり，症候限界に達するまでの時間を延長させたりすることが期待できる．

2）NPPV に対する忍容性が低い場合

在宅での呼吸管理方法として非侵襲的陽圧換気療法（NPPV）が長年用いられている．運動の分野では COPD 19 名を対象とした介入試験において，

NPPV を使用したことで動的肺過膨張が軽減され，運動持続時間が延長した[7]．NPPV は呼吸リハビリテーションでも有用であるが，使用する際には患者が機器に対して同調できる必要があり，非同調は呼吸仕事量の増大や呼吸筋疲労のリスクとなる．運動に伴い呼吸回数や様式が変化する中で同調性を維持することは容易ではなく，さらにマスクフィッティングや圧に対する高い忍容性も必要であるため，多くの患者に適用できるものではない．一方 HFNC では同調性を問題とせず，インターフェースに鼻カニュラを用いることで不快感も比較的少ない．これらよりリハビリテーションを行いやすい呼吸管理方法と言える．

4．HFNC では困難なケースとは？

1）呼吸筋疲労を認める場合

患者の呼吸筋や呼吸補助筋に疲労を認める場合，呼吸管理機器が呼吸筋の代わりを担う必要がある．前述した HFNC で得られる PEEP 様効果は閉口時においても程度が小さく，かつ得られるのは呼気時間のみであり対応は困難である．呼吸全体を通して PEEP を利用でき，自発呼吸に同調した換気の補助が可能である NPPV の使用を検討する．

2）吸気流速が著しく速い場合

在宅で HFNC を用いる場合，最大流量が 60 L/min までの機器が多いが，病態が重度であったり，運動療法に伴い呼吸回数が著しく上昇したりする場合，その吸気流速は HFNC の供給可能なフローを上回る場合がある．在宅で実際の吸気流速をモニタリングすることは困難なため，SpO_2，呼吸回数などのバイタルサインや自覚症状，呼吸様式を代替指標として評価する．

5．在宅リハビリテーションでの注意点

実際に在宅で HFNC を用いたリハビリテーション介入を行う場合，どのような点に注意する必要があるだろうか．

1）加温加湿器は事前に温めておく

相対湿度100％かつ37℃の高流量酸素混合気を供給し安定した加温加湿を得るにはある程度の時

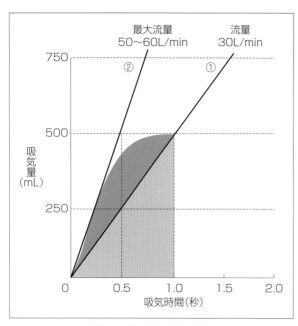

図1. 吸気量と吸気時間
（文献8より改変して引用）

間を要するため，事前に機器を起動しておく．

2）運動時の流量設定

高流量システムの境界線となる30 L/minはあくまで吸気流速の平均から算出した数値である．曲線を描くヒトの吸気流速（**図1**）[8]では初速において上記の流量を超え，さらにリハビリテーションでは運動負荷に伴う吸気流速の上昇や呼吸回数，換気量の増加などが予測されるため30 L/minでは安静時と同様に解剖学的死腔が洗い流されるとは限らない．運動中の呼吸仕事量を軽減させるために，安静時とは区別して労作時の流量設定を行う．

3）患者が高度の低酸素血症をきたす場合

現状では在宅においてHFNCを通して酸素療法を行う場合，酸素濃縮器を接続して使用する必要があり投与量の限界から高いFiO_2を得ることができない．したがって運動時に著明な低酸素血症をきたす患者に対しては，酸素化の維持を目的としてHFNCを用いることは困難である．

4）リハビリテーションメニュー

HFNCを使用している間は電源と回路によって動線が制限されるため，リハビリテーションの内容には考慮が必要である．病院では小型の非常用無停電電源装置を用いた歩行練習に関する報告があるが[9]，在宅では患者の自宅という環境面や限られた職種かつ少人数のスタッフによる対応といった人材面などからしておおむね困難である．用意が可能な場合は定常運動負荷による定量的な評価が可能であるサイクルエルゴメーターを用いる．難しい場合はベッドサイドでのステッピング（**図2**），もしくはスクワット，カーフレイズといったようなレジスタンストレーニング，ベッド上でのカフパンピングやキッキングなどの開放運動連鎖トレーニングなどを組み合わせたメニューを計画する．

5）プロングのフィッティング

NPPVと比較した際，HFNCのインターフェイ

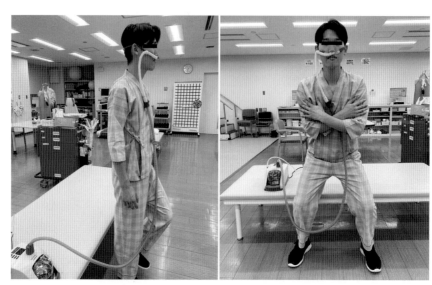

a | b

図2. ステッピング（a）とスクワット（b）

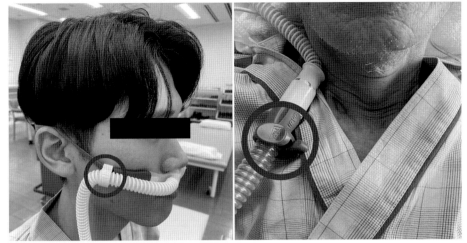

図 3. ヘッドストラップのクリップ(a)とチューブストラップのクリップ(b)

a | b

スはフィッティングが容易であると同時に外れやすいことを念頭に置く．人工呼吸器とは異なり，HFNC には回路が外れた場合に作動するアラーム機能が備わっていないことが多く，体動を伴う運動療法では特に注意する．付属のストラップを利用して，インターフェイスに直接的な牽引力がかからないように調節を行う(図 3).

おわりに

運動分野における HFNC の生理学的機序や利点，そしてリスクなどに関して再確認をした．機器の設定や使用が簡便である HFNC は，人材や環境が限られる在宅においても比較的スムーズな導入が可能である．現時点では HFNC を利用した在宅でのリハビリテーションについて，報告はほとんどされていないが，先述から有用性と必要性が期待される．今後は疾患や重症度別の安全性，有効性について検証した大規模な臨床研究や，実経験に基づいた報告などによるエビデンスの蓄積が必要となる．

文 献

1) Bräunlich J, et al：Nasal highflow improves ventilation in patients with COPD. *Int J Chron Obstruct Pulmon Dis*, **11**：1077-1085, 2016.

2) Chikata Y, et al：FIO_2 in an Adult Model Simulating High-Flow Nasal Cannula Therapy. *Respir Care*, **62**(2)：193-198, 2017.

3) Parke RL, et al：The effects of flow on airway pressure during nasal high-flow oxygen therapy. *Respire Care*, **56**(8)：1151-1155, 2011.

4) Cirio S, et al：Effects of heated and humidified high flow gases during high-intensity constant-load exercise on severe COPD patients with ventilatory limitation. *Respir Med*, **118**：128-132, 2016.
   Summary HFNC を用いた運動療法が運動耐容能を即時的に改善させたことを示した pilot study.

5) Harada J, et al：Effect of high-flow nasal cannula oxygen therapy on exercise tolerance in patients with idiopathic pulmonary fibrosis：A randomized crossover trial. *Respirology*, **27**(2)：144-151, 2022.

6) Chihara Y, et al：Effectiveness of high-flow nasal cannula on pulmonary rehabilitation in subjects with chronic respiratory failure. *Respir Investig*, **60**(5)：658-666, 2022.
   Summary HFNC を用いた運動療法により運動耐容能の長期的な改善を示した臨床試験に関する報告.

7) Dennis CJ, et al：Bilevel Noninvasive Ventilation During Exercise Reduces Dynamic Hyperinflation and Improves Cycle Endurance Time in Severe to Very Severe COPD. *Chest*, **160**(6)：2066-2079, 2021.

8) 尾崎孝平：血液ガス・酸塩基平衡教室-呼吸尾崎塾 おもしろいほどスラスラわかって臨床につかえる！．メディカ出版，2009.

9) 恒石鉄兵ほか：ハイフローセラピー施行中の呼吸不全患者における移動式ハイフローシステムを用いた長距離歩行訓練の臨床的効果．人工呼吸, **36**(2)：165-172，2019.

病院と在宅をつなぐ
脳神経内科の
摂食嚥下障害
―病態理解と専門職の視点―

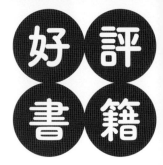

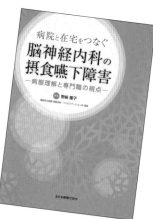

編著 野﨑 園子

関西労災病院 神経内科・リハビリテーション科 部長

2018 年 10 月発行　B5 判　156 頁
定価 4,950 円(本体 4,500 円＋税)

「疾患ごとのわかりやすい病態解説＋13 の専門職の視点からの解説」
在宅医療における脳神経内科の患者の摂食嚥下障害への介入が丸わかり！さらに、Q&A
形式でより具体的な介入のコツとワザを解説しました。在宅医療に携わるすべての方に
お役立ていただける一冊です！

Contents

全日本病院出版会　〒113-0033 東京都文京区本郷 3-16-4　Tel：03-5689-5989
www.zenniti.com　Fax：03-5689-8030

MB Med Reha **No.286**：**7-14, 2023**

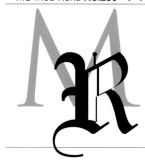

特集／在宅でみる呼吸器疾患のリハビリテーション診療

非侵襲的陽圧換気(NPPV)を行う患者の 在宅呼吸リハビリテーション

武知由佳子*

Abstract　　呼吸リハビリテーションの中で NPPV をどう用い，どのような効果を生むか？　COPD の呼吸困難感の最大要因は，動的肺過膨張による呼出制限である．病態生理学的には，エアートラップされ，肺内圧(内因性 PEEP)は高まり，NPPV でそれに見合う counter PEEP をかけ，虚脱した気道を開くことで，吐き出すことができる．1 日の活動で生じた肺過膨張を夜間 NPPV でリセットすることで，翌日，重症でも身体活動性高く生活できる．また COPD の全身性炎症という視点でも，NPPV は運動で分泌される IL-6 をゼロにさせる．COPD だけでなく，他の呼吸器疾患においても，包括的呼吸リハビリテーションという大きな枠組みの中でも，至適設定された NPPV は呼吸筋休息，呼吸仕事量を改善させ，呼吸器悪液質に陥ることを防ぎ，すでに負のスパイラルに陥っていれば，上向きに V 字回復させるきっかけになることも経験している．今 HFNC へ流れる中で，NPPV は至適設定することで，単なる呼吸管理に留まることなく，さらなる効果と役割が期待できる呼吸ケアである．

Key words　　運動中の NPPV(NPPV during exercise)，在宅呼吸リハビリテーション (pulmonary rehabilitation at home)，肺過膨張の改善(reduce dynamic hyperinflation)，内因性 PEEP への counter PEEP(extrinsic PEEP counter to intrinsic PEEP)，抗炎症戦略(anti-inflammatory strategy)

はじめに

　一般的に，非侵襲的陽圧換気(NPPV)が必要な患者は，呼吸筋疲労で，呼吸筋萎縮が起こり，二酸化炭素が貯留している方で，呼吸困難感にさいなまれ，動けず，食事も摂れず，るい痩が進み，全身の筋肉が萎縮した患者を想像するのではないだろうか？　終末期，患者の思いを最優先にし，苦しいことは強要せず，より安楽に，呼吸困難感を緩和し，傾聴共感，advance care planning (ACP)を行い，看取っていくことが最善と思っていないだろうか？　残念ながら呼吸リハビリテーションの効果を体験していないチームや癌の緩和ケアに長けたチームが辿る道であり，残念でなら

ない．だからこそ，我々が，呼吸リハビリテーションについて啓発する努力をしないといけない．

呼吸リハビリテーションに対する NPPV の効果

　包括的呼吸リハビリテーションという大きな枠組みの中でも，NPPV 導入の効果は大きく，負のスパイラルをたどる慢性呼吸不全患者の呼吸仕事量を軽減し，呼吸筋休息ができれば，負から正に向かうきっかけになる．また COPD では，動けなくなる前に，動的肺過膨張を防ぐように NPPV を設定すれば，呼吸困難感の最たる原因を緩和でき，動くことができるのだ．

　また，私見であるが，NPPV を装着して運動を行えば，より強度の高い持続時間の長い運動が可

---

* Yukako TAKECHI，〒212-0016 神奈川県川崎市幸区南幸町 2-34　医療法人社団愛友会いきいきクリニック，院長

表 1. NPPV 装着下運動療法, NPPV
の効果の病態生理学的メカニズム

設　定	メカニズム
IPAP（吸気圧）	呼吸仕事量の軽減 呼吸筋休息 下肢血流の増加 抗炎症作用 迷走神経の緊張軽減
EPAP（呼気圧）	内因性 PEEP の軽減

（文献 1 より引用）

能となり，筋肉が維持・増強できる可能性がある．Ambrosino らも同様に，運動中に NPPV を装着し，呼吸筋の負荷を軽減させると，より高い強度でトレーニングができ，患者の運動耐用能が改善すると述べている．表 1 は，NPPV の病態生理学的な効果[1]である．ここで重要なのは，NPPV はどんな設定でも効果があるわけではない．筆者は睡眠時と運動時の NPPV の設定を変えている．至適設定でなければ，より良い効果が導けない．

また全身性炎症にも NPPV は効果的に働く．運動で分泌される炎症性サイトカイン CRP（C 反応性蛋白）や IL（インターロイキン）-6 は身体活動性が高いほど優位に低い[2]．筋蛋白量の減った患者は，そうでない患者に比べ，運動後の血漿中 IL-6 の分泌が有意に高い[3]ことも示され，また，IL-6 が高い人ほど死亡率が高い[4]と言われる．そのため筋肉が疲弊した患者が，運動する際には，抗炎症戦略が必要である．$\omega 3$ 系脂肪酸およびビタミン A の含有率の高い栄養剤と，在宅での低強度運動の併用効果[5]が報告された．また筋肉が疲弊した患者に，運動中，呼吸筋の負荷の軽減を目的に NPPV を装着すると，IL-6 の分泌がなかった[6]と報告され，NPPV は抗炎症戦略の 1 つである．

呼吸リハビリテーションへの NPPV の効果で COPD 以上に大きい呼吸器疾患はなく，本稿では，COPD への NPPV の効果ついて，症例を交え，詳しく扱う．

NPPV 呼吸ケアを取り巻く，最近の動向

特に COPD に対する NPPV 呼吸ケアそのものも，またその周辺も，近年目まぐるしく変化して

いる．

1．保険適用された在宅 HFNC への流れ

慢性安定期 COPD に対して在宅 high flow nasal cannula（HFNC）の使用が認められた．より軽症の方が HFNC の適応である．医療者は，効果的な設定が難しい NPPV よりも設定が容易な HFNC を好む傾向にあり，かつ，患者にとれば，設定が不十分な NPPV を装着しても楽ではない．マスク装着の不快感もあり，鼻カニューレによる HFNC を求める傾向にある．

2．COPD への NPPV の新潮流

1）軽症〜中等症に対して，間欠的夜間 CO_2 血症への NPPV 戦略[7]

北島らは，夜間の REM 睡眠時低換気に対し，酸素ではなく，先に NPPV を導入する有用性を示した．日中著明な高 CO_2 血症（$PaCO_2$（動脈血二酸化炭素分圧）>55 Torr）がなくても，約半数にこの REM 睡眠時低換気を認め，それによる間欠的高 CO_2 血症がある人はない人に比べ，優位に肺動脈圧が高く，過去 1 年間の急性増悪が多い．NPPV 導入により急性増悪回数が減った．安易に酸素のみを付加すると，CO_2 が増え頻脈などが伴うことが報告された．REM 睡眠時低換気のみをサポートする程度の弱い圧設定で行う．

2）中等症〜重症に対して，肺過膨張改善と呼吸筋休息のための NPPV 戦略（筆者の戦略）

口すぼめ呼吸は，自分で呼気に圧をかけて，虚脱した気道を開き，吐き出しやすくしている．動くと動的肺過膨張が起こり呼吸困難感で動けず，身体活動性が低下してしまった COPD 患者に

NPPVを導入する際には，動的肺過膨張を改善させるような呼気圧(EPAP)の設定を行う．つまり呼気の途中で気道が虚脱し，エアートラップされ過膨張状態の肺内の圧を内因性PEEP(呼気終末陽圧)という．肺内から吐き出させるためには，内因性PEEPに見合うcounter PEEPをかける．そして呼吸筋疲労に対し，夜間呼吸筋休息を行う必要があり，かつREM睡眠時低換気には一回換気量保証モードで吸気圧(IPAP)を上げてサポートする．

症例提示

症例1：初診往診時81歳，男性．最重症COPD，喘息，Ⅱ型呼吸不全　身長153.5 cm，体重39 kg．喫煙歴：タバコ25本/日，64年間．今回の入院で禁煙．

X年5月COPDの急性増悪にてT病院に入院し，ステロイド全身投与，NPPVを5日間行い離脱し，HOT(在宅酸素療法)2L導入となり退院．その後紹介となり，7月8日訪問診療を開始する．吸入薬が不十分であったため，長時間作用性β_2刺激薬(LAMA)＋長時間作用性ムスカリニック受容体拮抗薬(LABA)＋吸入ステロイド薬(ICS)の合剤テリルジー®(200)1吸入に変更した．安静時の喘鳴はなし．呼吸器悪液質で，るい痩が著明であったので，簡易な栄養指導として，今までの習慣にない間食をしてもらうこととした．訪問リハビリテーションを指示し開始．リハビリテーションセラピスト(以下，セラピスト)に歩行時の病態観察を依頼，酸素量が十分か？　呼吸パターン，脈，SpO_2はどうか？　呼吸困難感出現時の病態は？

セラピストより，労作時脈が120回/分を超え，頻脈が呼吸困難感，運動制限につながること，そして喘鳴が出現し，SpO_2 90％までの低下．酸素量は3Lで十分．この報告を受けて，脈拍のコントロールには，β_1ブロッカーを処方した．さらにCOPDは気管支拡張薬β_2刺激薬を使うため，脈拍が上がりやすい．また肺胞が壊れ，肺血管床も減少し，うっ血に傾くため，脈拍が上がりやすい．そこで，私見であるが，β_1ブロッカーで脈拍コントロールを行うと運動耐用能が向上する．また，労作後の喘鳴，動的肺過膨張には，労作前，排便前に短時間作用型β_2刺激薬(SABA)のアシストユースを開始し，セラピストが吸入のタイミングを呼吸法とともに指導した．LABA使用中でも，SABAを労作前に使うことで呼吸機能，QOLが改善する[8]．また息切れを起こすような活動の15分前にSABAの吸入を行うと身体活動性が改善する[9]という報告がある．SABAをアシストユースとして積極的に使用し，運動耐容能やADLを悪化させないことがとても重要であり，労作時息切れを軽減し，身体活動性を高め，COPD特有の負のスパイラルから抜け出すことが期待できる[10]と言われている．もう1つ短時間作用性ムスカリニック受容体拮抗薬(SAMA)も同様にアシストユースとして用いている．

セラピストから，トイレ歩行後，呼出努力があり，喘鳴が聴こえ，SpO_2が86％まで低下し，戻りが悪いという報告を受け，往診し急性増悪と診断し，プレドニゾロンを15 mgより開始した．すると呼吸困難感が改善したので，5日毎5 mgずつ漸減しoffにすると，また同様のエピソードがおこるため喘息のコントロールにプレドニゾロン5 mgを常時併用することにした．すでに$PaCO_2 >$ 55 torrでありREM睡眠時低換気もあったが，ご本人が難聴で，理解力が低下し，妻も高齢で，糖尿病(DM)にインスリン自己注射しているためNPPV導入は不可能だろうと思っていた．しかしトイレ歩行後，口すぼめ呼吸のPEEPレベルでは呼気が吐き出せず，動的肺過膨張が顕著となり，呼気介助すると，空気の抜け道がないボールのようであった．NPPVの導入が必要不可欠と判断し，X＋1年9月15日在宅でNPPVの導入を行った．グラフィック波形やご本人の呼気が楽に吐き出せるように設定するとEPAPは14 cmH₂Oと高く，呼吸筋休息のためにバックアップ換気にし，REM睡眠時低換気がサポートでき，一回換気量

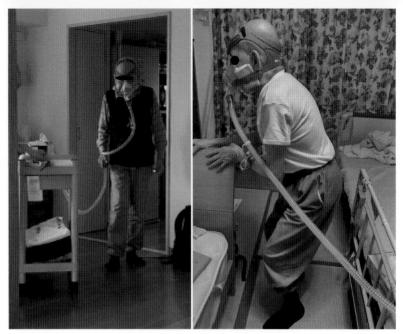

図 1. NPPV 装着下，運動療法

500 mlをいれるのに必要なIPAPは21〜24 cmH₂O であった．訪問看護師だけでなく，当院のセラピストも，老夫婦で器械の操作が正確にでき，マスクがうまく装着できるようにサポートも行っている．運動療法の際のNPPVもあらかじめ設定し，セラピスト訪問時，プロファイル1（睡眠時）から2（運動療法時）に変更し，図1のようにNPPVを装着して運動療法を行っている．セラピストは運動療法時のグラフィックモニターを見ながら，呼気が吐き出せているか？　などもアセスメントし，画面を撮影し，筆者に報告している．

さて夜間NPPVを6.5〜8時間装着すると，労作時の喘鳴が消失した．NPPVで日中の活動で生じた動的肺過膨張を夜間のNPPVでリセットする．それにより翌日呼吸困難感は軽減した．また図1のように，NPPVを装着して運動を行うと，動的肺過膨張を防げ，呼吸困難感も軽減でき，より強度の高い持続時間の高い運動が可能となった．

その後NPPV装着時間が伸びてからは，歩行量も増え，耐久性が向上した．前日NPPV装着時間が10時間以上の日の翌日には呼吸困難が出現せず，それ以下の時間では出現する．そこで，夜間睡眠時も含めて，10時間以上装着していただくこ

とにした．

訪問診療での栄養指導（コロナ禍で管理栄養士が訪問不可）により体重は38 kgから45 kgまで増えた．食事量が増えたため，塩分摂取量も増え，顔面の浮腫が見られた．うっ血性心不全の増悪と判断し近年進歩している心不全に対する内服を行った．心不全の病態基盤は，心筋細胞肥大・細胞死，間質線維化からなる心筋リモデリングである．心不全の発症・進展に関与する交感神経系や心筋内のレニン・アンジオテンシン・アルドステロン系に対し，β_1ブロッカー（メインテート®），抗アルドステロン性利尿・降圧剤（スピロノラクトン®），アンジオテンシンⅡ受容体拮抗薬 ARB＋ナトリウム利尿ペプチド（エンレスト®）を使用し，心保護を行っている．

IgE総量が高く喘息の合併を認めた．喘鳴を伴う急性増悪を繰り返し，プレドニゾロンの全身投与を必要とするため，喘息のバイオ製剤である，抗胸腺間質性リンパ球新生因子（TSLP）モノクローナル抗体テゼペルマブ（テゼスパイア®）を開始すると喘鳴が消失し，座ってばかりいた方が下膳配膳ができるようになり，EPAPを14から10まで下げることができた．アレルゲンやウイル

ス，過労，ストレス，汚染物質などにより，気道上皮細胞が傷害を受けると TSLP が放出される．TSLP は各炎症カスケードの上流に位置し，Th2細胞や ILC2 細胞の活性化とそれに伴う炎症性サイトカイン（IL-4，IL-5，IL-13 など）の増加によって気管支喘息の発症・増悪につながる．また COPD であり，好中球炎症や気道の構造変化による過敏性があり，これも TSLP と関連していることから，テゼペルマブはより効果があるかもしれないと期待している．

症例 2：外来初診時 73 歳，男性．重症 COPD，喘息（BA），1 型呼吸不全　身長 170.4 cm，体重 70.2 kg．喫煙歴：20 本/日，43 年間．

X 年 5 月呼吸困難感で K 病院に入院し，労作時の SpO_2 低下が著明であり，HOT を導入されたが，呼吸困難感は改善せず．入院中，末血好酸球やIgE の上昇はなく，喀痰中の好酸球増加があったため，スピリーバレスピマット® 2 puff＋レルベア®（100）1 吸入処方された．X 年 6 月退院後当院外来初診時，口すぼめ呼吸，胸部聴診にて喘鳴，呼出努力が著明であり，退院直後だが，CRP 2.6と上気道感染があり，かつ FeNO 50（呼気中一酸化窒素濃度）であり喘息の合併もあり，COPD＋BA（気管支喘息）急性増悪と診断した．抗生剤とプレドニゾロンの全身投与，ロイコトリエン拮抗薬を加えた．1 週間後の再診時には喘鳴が改善し，咳や痰が楽になったと言われた．しかしプレドニゾロンを中止すると，また喘鳴が出現した．喘鳴が完全に消えないのは，自己流の呼吸法で 5,000〜7,000 歩/日歩くため，容易に動的肺過膨張を起こし，元に戻らない状況と判断した．訪問リハビリテーションで呼吸法など指導が必要だが，介護保険の申請を拒むため，2 回無料で呼吸リハビリテーションを行ったところ，効果を感じ，介護保険の申請に至った．胸郭可動性低下，耐久性低下，体調変化に気付けない，呼吸困難のため諦めて来たことが多くゴール設定の難しさ，自己肯定感の低さなどの問題点が抽出され，週 2回の訪問リハビリテーションを開始した．筋緊張

のコントロール，呼吸介助，呼吸筋ストレッチ，筋力トレーニングを行い，自主トレーニング（以下，自主トレ）の確認，屋外歩行の確認，労作時の呼吸法の指導を行った．独自のセルフマネジメントノートを作り，記載したことを訪問時にともに振り返り，体調の変化に自分で気付けるようにした．前症例と同様，頻脈のコントロールに β_1 ブロッカーを導入し，SABA のアシストユースのタイミングを指導した．訪問リハビリテーションを開始してから現在まで，ほぼ喘鳴は聴かれていない．いかに労作時の呼吸法の習得が重要であるかがわかる．

1 日の生活は，早朝に 1 日の歩数のほとんどを歩き，その後は居間に座って，奥さんに新聞やお茶など何でも持ってきてもらう．%FEV 1（1 秒量）＜50％の患者では，高強度で歩くと歩数が多い人ほど入院リスクが高まり，低強度なら歩数が多い人ほど入院リスクは減る[11]．また座位時間が長いことが，独立した予後規定因子である[12]．同じ歩数でも短時間でさっと歩くより，ゆっくりとなるべく長い時間歩いた方が，入院リスクが減り，生命予後が長くなる．という根拠を話し，1日何度かに分けて，そしてゆっくり長い時間歩くこと，座位時間を減らすことが重要であると指導した．

初診から 5 年間で，喘息に必須な ICS（吸入ステロイド薬）で，上気道感染を起こすため中止．しかし，上気道感染後に急性増悪を起こしやすく，プレドニゾロンの内服を行うと，その後気道感染を起こす．この時点で，末梢血の好酸球 555 と高く，総 IgE（免疫グロブリン E）は低値，FeNO 60 と高値であったため，プレドニゾロンの使用を減らすため，喘息のバイオ製剤を検討し，まず先に末血の好酸球をコントロールするため，ヒト化抗 IL-5受容体αモノクローナル抗体製剤ベンラリズマブ（ファセンラ®）の皮下注を開始した．しかし咳が止まらず，プレドニゾロンの内服で，咳が楽になることから，ファセンラ®は効果不十分と判断し，気道のリモデリングを抑えるデュピルマブに変更

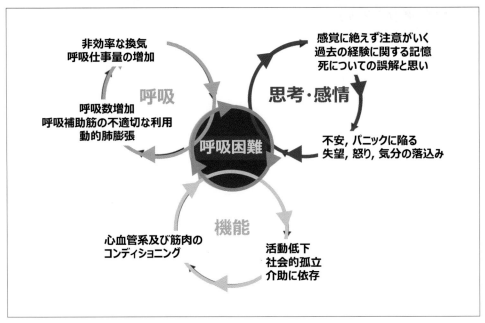

図 2. 呼吸困難を持続・悪化させる 3 つの悪循環

（文献 13 より引用）

し，咳が少し減ったが，FeNO 28 と十分に下がら
ず，X＋5 年 12 月 9 日 TSLP（胸腺間質性リンパ球
新生因子）に対するモノクローナル抗体テゼペル
マブ（テゼスパイア®）に変更した．

　以前は当院までほぼ直線で 200 m 強の距離を
4，5 分で歩いて来られたが，X＋5 年 3 月くらい
から 15〜20 分かかり，ついには，外で苦しくなる
と恐怖でパニックになるので，車椅子で来院し
た．このまま筋力が低下しないよう，X＋5 年 4 月
13 日往診し，動的肺過膨張をコントロールし呼吸
困難感を軽減させるため NPPV を導入した．この
時点で $PaCO_2$ は 42.1 torr であったが，REM 睡眠
時低換気が見られ，昼間の活動で生じた，呼吸筋
疲労を休息させ，肺過膨張をリセットすることを
目的に ViVO3® を導入した．元々睡眠時閉塞性無
呼吸もあるため，器械が上気道の閉塞や狭窄を感
じると EPAP を自動で上げてくれる auto EPAP
を設定し，夜間 REM 睡眠時低換気への換気サ
ポートのため TgV を設定した．さらに運動時の
NPPV 設定も行った．歩行で生じる内因性 PEEP
に見合う counter PEEP を設定すると EPAP 14
cmH_2O で，いつもより楽に苦しくなく歩けると

言われた．さらに今までの自主トレになかった階
段 1 段の昇り降りを，NPPV 装着下で試すと，苦
しくなく行え，自主トレに組み入れることとし
た．NPPV 導入後，胸部 Xp で右下肺の巨大ブラ
が縮小した．現在も続けて室内を 1 日 5,000〜
6,000 歩は歩けている．

　また，足背の浮腫の出現に対し，右心負荷の軽
減が必要と考え，前述のように，β_1 ブロッカー（メ
インテート®），抗アルドステロン性利尿・降圧剤
（スピロノラクトン®），アンジオテンシンⅡ受容
体拮抗薬 ARB＋ナトリウム利尿ペプチド（エンレ
スト®）を使用し，心保護も行っている．

　X＋5 年 7 月 20 日，家庭内感染で COVID-19 に
罹患したが，抗ウイルス薬モルヌピラビル（ラゲ
ブリオ®）を内服し，ほぼ軽症のまま，後遺症もな
く改善した．初診から現在まで 5 年半，全く入院
していない．

まとめ

　COPD には呼吸困難を持続・悪化させる 3 つの
悪循環がある（**図 2**）[13]．在宅チームの伴走により，
この悪循環を断ち切る必要がある．特に呼吸困難

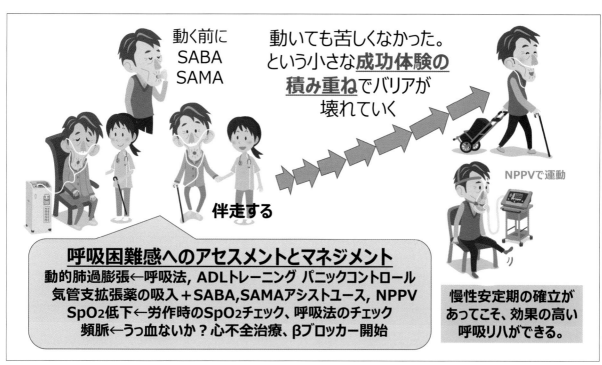

図 3. 呼吸困難感を克服し，V字回復する another story

感のため，歩けない患者には，アセスメントしマネジメント（**図3**）を行う．その原因が，動的肺過膨張であれば，呼気を長く吐き出すための呼吸法，ADL トレーニングを行いながら，それが習慣化するように指導する．基本的な長時間作用性の気管支拡張薬（LAMA＋LABA）に加え，労作前に SABA，SAMA アシストユースを行う．それでも動的肺過膨張がコントロールできない時は NPPV を導入する．SpO_2低下が原因なら，労作毎の呼吸法やSpO_2をチェックし，SpO_2が下がらないような労作の工夫や酸素量の調整を行う．頻脈が原因なら，心不全によるうっ血はないか？　心不全の治療を開始し，特にβ_1ブロッカーで脈拍のコントロールを行う．β_1ブロッカーが使用できなければ，イバブラジン（コララン®）を開始する．そして，動いても苦しくなかったという成功体験の積み重ねで，自分が作っていたバリアを壊し，歩けるようになっていく．それと同時に，急性増悪を起こす不安定な病態がないかどうか，慢性安定期の確立を行うことで，効果的な呼吸リハビリテーションができる．同時に栄養療法も行う．

さいごに

NPPV で呼吸器悪液質に陥るのを防ぐことができる．また，すでに NPPV が導入されている慢性呼吸不全患者では，至適設定した NPPV を用いて，呼吸器悪液質から V 字回復できる可能性があり，ACP を行いつつも，諦めずに伴走し，患者自らが描けなかった another story を生きられるように，伴走していきたい．

今 HFNC へ流れる中，NPPV は，至適に設定することで，単なる呼吸管理にとどまることなく，更なる効果と役割が期待できる呼吸ケアである．

キーポイント

NPPV 装着して運動すれば，より強度が高く，長い時間続けられる．それにより呼吸器悪液質に陥るのを防ぐことができる．NPPV を用いた呼吸リハビリテーションの新戦略について述べた．

文　献

1）Ambrosino N, et al：Non invasive ventilation as

an additional tool for exercise training. *Multidiscip Respir Med*, **10**(1)：14, 2015.

Summary NPPV が近年人工呼吸管理以外に，運動療法に対して付加的に用いられていることについて，NPPV の可能性が書かれた総説.

2) Moy ML, et al：Daily step count in associated with plasma C-reactive protein and IL-6 in a US cohort with COPD. *Chest*, **145**：542-550, 2014.

3) van Helvoort HA, et al：Exercise-induced systemic effects in muscle-wasted patients with COPD. *Med Sci Sports Exerc*, **38**(9)：1543-1552, 2006.

4) Celli BR, et al：Inflammatory biomarkers improve clinical prediction of mortality in chronic obstructive pulmonary disease. *Am J Respir Crit Care Med*, **185**(10)：1065-1072, 2012.

5) Sugawara K, et al：Effects of nutritional supplementation combined with low-intensity exercise in malnourished patients with COPD. *Respir Med*, **104**(12)：1883-1889, 2010.

6) Hannink JD, et al：Non-invasive ventilation abolishes the IL-6 response to exercise in muscle-wasted COPD patients：a pilot study. *Scand J Med Sci Sports*, **24**(1)：136-143, 2014.

Summary 筋肉の疲弊した患者が運動すると分泌される IL-6 が NPPV を装着しながら呼吸筋の負荷を軽減しながら，運動することで，IL-6 が分泌されなかった.

7) Kitajima T, et al：Clinical impact of episodic nocturnal hypercapnia and its treatment with noninvasive positive pressure ventilation in patients with stable advanced COPD. *Int J Chron Obstruct Pulmon Dis*, **13**：845-853, 2018.

8) 佐藤英夫ほか：慢性閉塞性肺疾患の日常生活動作の息切れと QOL に対するプロカテロールの効果. 日呼吸会誌，**47**：772-780，2009.

9) Hirano T, et al：Combination of assist use of short-acting beta-2 agonists inhalation and guidance based on patient-specific restrictions in daily behavior：Impact on physical activity of Japanese patients with chronic obstructive pulmonary disease. *Respiratory Investigation*, **57**(2)：133-139, 2019.

10) 小高倫生ほか：慢性閉塞性肺疾患（COPD）における Short-acting beta2-agonists（SABA）の位置づけ. 日臨生理会誌，**50**(3)：121-126，2020.

11) Donaire-Gonzalez D, et al：Benefits of physical activity on COPD hospitalisation depend on intensity. *Eur Respir J*, **46**(5)：1281-1289, 2015.

12) Furlanetto KC, et al：Sedentary Behavior Is an Independent Predictor of Mortality in Subjects With COPD. *Respir Care*, **62**(5)：579-587, 2017.

13) Booth S, et al：The Genesis and Assessment of Breathlessness. Booth S, et al, Managing Breathlessness in Clinical Practice, 17-30, Springer-Verlag, 2014.

ストレスチェック時代の

好評

睡眠・生活リズム

改善 実践マニュアル

―睡眠は健康寿命延伸へのパスポート―

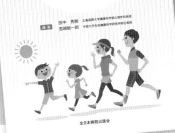

編集　田中　秀樹　広島国際大学健康科学部心理学科教授
　　　宮崎総一郎　中部大学生命健康科学研究所特任教授

2020年5月発行　B5判 168頁
定価3,630円（本体3,300円＋税）

睡眠に問題のある患者さんに、どのように指導・説明し、生活習慣やストレスを改善するのか？
子どもから高齢者まで誰にでも実践できる
睡眠指導のノウハウをこの一冊に凝縮しました！

本書巻末に実際に使用している資料を掲載！

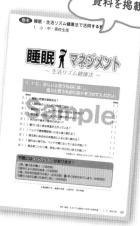

CONTENTS

全日本病院出版会
www.zenniti.com
〒113-0033 東京都文京区本郷 3-16-4　Tel：03-5689-5989
Fax：03-5689-8030

MB Med Reha **No.286**：**16-22, 2023**

特集／在宅でみる呼吸器疾患のリハビリテーション診療

重症COPDの在宅呼吸リハビリテーション診療

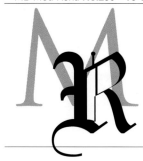

中田隆文*

Abstract　COPDは臨床的に徐々に進行する労作時の呼吸困難や慢性の咳・痰を示し，治療は薬物療法と非薬物療法があり，非薬物療法には呼吸リハビリテーション，セルフマネジメント教育，栄養管理などがある．これらの治療は専門的な医療機関以外に在宅でも治療の実施が可能である．呼吸リハビリテーションはコンディショニング，運動療法，ADLトレーニング・ADL調整の3つの項目で計画され，できるだけ早期に導入され，生活期，急性期，終末期のそれぞれの病態および個々の患者の生活環境に応じて，地域医療連携や地域社会資源を最大限に活用し，シームレスに実施継続されることが望ましい．在宅医療は在宅人工呼吸療法などの高度医療にも対応し，地域医療連携・他職種連携・医療介護連携のもと，ACPを行い，人生の最期を住み慣れた地域で迎えることも可能となっている．在宅における呼吸リハビリテーションは生活期，急性期，終末期のいずれにも対応が可能であるが，課題や限界もある．

Key words　慢性閉塞性肺疾患(chronic obstructive pulmonary disease；COPD)，呼吸リハビリテーション(respiratory rehabilitation)，訪問リハビリテーション(home-visit rehabilitation)，在宅医療(home based medical care)，地域医療連携(regional medical cooperation)

慢性閉塞性肺疾患(chronic obstructive pulmonary disease；COPD)と在宅呼吸リハビリテーション

1．COPDと呼吸リハビリテーション

COPD患者への呼吸リハビリテーションは専門的な医療機関の他に在宅においても実施可能で[1]，在宅では訪問リハビリテーションまたは訪問看護として実施される．COPDにおける呼吸リハビリテーションの効果は呼吸困難の軽減，運動耐容能の改善，健康関連生活の質(quality of life；QOL)の改善，不安やうつの改善，入院回数や入院期間の減少などの効果が示されており，いずれの病期でも効果が期待できる[2]．呼吸リハビリテーションのプログラムは運動療法，日常生活動作(activity of daily living；ADL)トレーニング，コンディショニングの3項目で構成され，中核となるプログラムは運動療法である．運動療法は全身持久力トレーニング，筋力(レジスタンス)トレーニング，運動処方で構成され[3]，重症例でも運動耐容能が改善することが報告されている[4]．コンディショニングは運動療法を支援する役割[3]として位置付けられているが，直接症状を緩和する効果も期待されている．ADLトレーニングはADLにおける呼吸困難の軽減と動作遂行能力の向上，QOLの向上を目指す[3]が，重症例や終末期では福祉用具の利用や介護の工夫などの「ADLの調整」も含まれる．COPDの安定期管理において身体活動の重要性[5]が示され，さらにセルフマネジメントの重要性[6]も示されており，このことは

* Takafumi NAKATA，〒 020-0045 岩手県盛岡市盛岡駅西通 2-9-1 マリオス 11F　マリオス小林内科クリニックリハビリテーション科，科長

患者の生活期における長期的なマネジメントとして，特に生活期，すなわち在宅においてその重要性が増す．COPD は臨床的に徐々に進行する労作時の呼吸困難や慢性の咳・痰を示し[5]，増悪を繰り返すことで徐々に重症化し終末期を迎えることが知られている[7]．COPD の在宅管理は安定期の長期的な QOL の向上，増悪期に対しては入院の回避という 2 つの効果が期待され，在宅呼吸リハビリテーションや訪問看護，セルフマネジメント支援などの有効性が検討されている[5]．

2．重症 COPD に対する在宅呼吸リハビリテーション

重症 COPD で通院が困難となった患者では在宅医療や訪問看護，訪問リハビリテーションなどが適応となる．しかし在宅療養中の慢性呼吸器疾患患者に対する調査[8]によると，呼吸リハビリテーションの普及率は低く，介護保険サービスの利用において訪問介護などのサービスと比較して訪問リハビリテーションは実施されていないことが示され，在宅呼吸リハビリテーションの課題とされている．身体活動の視点から生活介護や身体介護主体のケアプラン（過介護）は避けなければならず，重症例であっても適切な身体活動が構築されるべきである．訪問リハビリテーションは重症COPD が対象となりやすく増悪のリスクも高いが，訪問リハビリテーションは制度上，週 120 分まで（退院直後や ADL の低下時に特例あり）と実施に上限が定められているため，少ない関わりで長い在宅生活時間をサポートすることが求められる．過去に当院から訪問リハビリテーションを実施した COPD 患者は平均年齢 80 歳と高齢者が多く，初回訪問時の重症度は息切れスケール（modified medical research council dyspnea scale；mMRC）の重症と最重症で 88％を占めていた（図1）．

重症 COPD では増悪に関するマネジメントは重要なテーマであり，定期的な訪問リハビリテーションにおいて COPD 増悪を早期発見し早期治療に導くことで入院を回避，在宅生活が継続でき

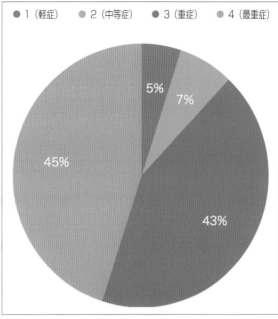

図 1．当院の在宅呼吸リハビリテーションの対象となった COPD 患者の mMRC スケール（呼吸困難の重症度）

る可能性もある[9]．COPD に限らず高齢者では身体活動の維持や向上が困難な事例も多く経験されるが，在宅における身体活動の構築の際，入院中または外来でのシミュレーションでは在宅生活を再現しにくいことである．訪問リハビリテーションでは実際の生活場面を評価し，対象者の性格や好み，家族構成，居住環境などの背景因子を踏まえた上で患者が受け入れやすい身体活動を提案することが可能である．地域包括ケアシステムの基礎的な位置付けでもある「本人の選択と本人・家族の心構え」と「すまいとすまい方」を確認し，人生会議（advance care planning；ACP）を繰り返し，疾患管理と症状緩和の適切なバランスを取り，終末期まで対象者の意思に寄り添った呼吸リハビリテーションを実施することが求められる[10)~12)]．

3．重症 COPD に対する在宅呼吸リハビリテーションの実際

1）プログラムの考え方

コンディショニングと ADL トレーニング・調整により構築された日常生活を基盤として，症状や重症度に応じた適切な身体活動と運動療法を実

表 1. 呼吸リハビリテーションの評価項目

- フィジカルアセスメント
- スパイロメトリー*
- 胸部単純 X 線写真*
- 心電図*
- 呼吸困難(安静時, 日常生活動作時, 歩行時等)
- 経皮的酸素飽和度(SpO_2)
- ADL
- 歩数(身体活動量)
- フィールド歩行試験**(6 分間歩行試験, シャトル・ウォーキング試験)
- 握力
- 栄養評価(BMI, %IBW, %LBW など)

*外来診療等で実施済みの場合は内容を確認
**運動負荷が禁忌な病態をあらかじめスクリーニングしておくこと. 在宅, 訪問リハビリテーションにおける実施を除く.
重症例では患者の QOL に影響しない項目の検査は必須ではない.

(文献 1, 3 より改変して引用)

施し, 増悪リスクを可能な限り回避し, プログラムを継続できるようにする. 呼吸リハビリテーションは出来るだけ早期に開始され, シームレスに終末期まで継続されることが望まれる[10)11)]が, 様々な理由で重症となってから開始されることもあり, その場合も個別的に病期に応じたプログラムを計画する. 在宅呼吸リハビリテーションでは他職種との連携を基本に, 患者と介護者の健康状態の観察, 在宅酸素療法(home oxygen therapy;HOT)や在宅人工呼吸療法などの機器の保守, その他のケアも求められる.

2)評価(表1)[1)3)]

在宅呼吸リハビリテーションの評価は医療機関内で実施される項目と同様であるが, 重症例では患者の QOL に影響しない項目の検査は必須ではない[10)11)].

3)具体的なプログラム

a)コンディショニング:呼吸練習, リラクセーション, 胸郭可動性練習, 排痰法などがある. 運動療法を効率的に行うための補助として実施されるが, 重症例では直接症状を緩和する手法として実施される. 呼吸練習では呼吸パターンを自身でコントロールできる場合, 口すぼめ呼吸や横隔膜(腹式)呼吸を実施する. 口すぼめ呼吸は上達に応じ動作時にも応用する. 横隔膜(腹式)呼吸は重症例では実施困難な場合が多いため, 無理に実施する必要はない. リラクセーションは安楽なポジ

ショニング, 呼吸筋へのマッサージやストレッチ, 呼吸介助などを行い, 症状の緩和を図る. 胸郭可動性練習は呼吸介助, 徒手胸郭伸張法を実施し, 胸郭運動の可動域の維持拡大を図る. 排痰法(気道クリアランス)とは気道内に貯留する分泌物の排出を促す手段であり, 自立可能な患者では呼吸法を組み合わせた体位ドレナージや排痰器具を用いた排痰法を指導し, 自立困難な患者や短期間に集中的に排痰が必要な場合には呼吸介助, スクイージングなどの徒手的排痰手技を実施する.

b)ADL 練習と動作調整:症状を緩和し在宅生活の実現と継続のために実施され, 経過中の症状の変化に応じて常に評価, 調整される項目で, 在宅では重要な項目である. 可能な限り自立できるように練習, 指導を行うが, 重症例では福祉用具の利用や介護方法についての調整を行い, その環境での動作練習, 指導が必要である. 呼吸困難による動作困難にはペーシングとして, 動作開始前に口すぼめ呼吸を行い, 息を吐くタイミングで動作を行うように指導し, 動作と呼吸のタイミングを合わせるように練習する. 呼吸困難を起こしやすい動作を確認し, 着衣は臥位で行うなどの体位の工夫, 手すりや休憩用の椅子といった環境調整, 動作を区切るタイミングを指導する. 酸素吸入について指示があれば, 指示に従って動作時の酸素吸入量の変更や吸入デバイスの変更を行う.

c）**運動療法**：慢性呼吸器疾患の呼吸リハビリテーションにおいて重要な項目であるが，重症例では継続が難しく，工夫が必要である．運動の処方には頻度（frequency），強度（intensity），実施時間（time），種類（type）の頭文字を取ったFITTの処方が必要である．実施頻度で週3回以上は改善，週2回は維持の効果がある．強度について在宅の重症例では自覚的運動強度「軽い」程度で実施することが多い．実施時間は連続して20分以上が望ましいが，重症例では5分4セット，10分2セットなどのインターバルトレーニングでも効果が期待できる．運動の種類は下肢の運動が重要と考えられており，平地歩行が理想であるが，市販のエルゴメータなどを使用した運動でも良い．運動経験が乏しい場合，運動に積極的でない場合は竹踏みや足ツボ刺激マットなどの健康器具を使用すると継続されやすい．さらなる重症例では臥位にて介助運動をインターバルトレーニングで行う場合もある．重症例における筋力トレーニングでは，上下肢の自動運動や臥位での自動介助運動を行う．患者の興味や自立度に応じて呼吸体操，COPD体操，ながいき呼吸体操などの動画を利用した体操を指導する．呼吸筋力トレーニングは専用の練習器具を購入して行うことが理想であるが，重症例では深呼吸の練習，市販の風車や紙風船などの玩具を使った呼吸練習でも良い．

d）**セルフマネジメント支援**：患者が疾患に対する日々の管理を自分自身で行い，ADLやQOLを最大限に維持し，疾患の重症化を予防することが目的で，疾患の理解，禁煙，薬物療法，ワクチン，息切れなどの自覚症状のコントロールとアクションプラン，運動や身体活動の継続，栄養，酸素吸入，心理療法などがある．教育の範囲は広く，個別に必要に応じて内容を調整する．

事例紹介（表2）

紹介する事例は70歳代，男性，重喫煙者，電気工事業を退職，性格は真面目．X年に呼吸困難で入院しCOPDの診断，禁煙，薬物療法（気管支拡張剤，去痰薬），入院中に呼吸リハビリテーションを初回導入し自宅退院．退院後は外来通院し治療を継続していた．X＋3年，気管支炎による増悪にて入院，薬物療法（抗生剤など），呼吸リハビリテーションを実施し自宅退院．同年の呼吸機能で1秒率30％（COPD病期分類Ⅲ）．X＋4年，労作時の呼吸困難の進行，低酸素血症（room air：pH7.40，PaO_2（動脈血酸素分圧）：41 torr，$PaCO_2$（動脈血二酸化炭素分圧）：47 torr，BE 3.0），外来にてHOT導入，呼吸機能検査は呼吸困難のため実施不能（推定COPD病期分類Ⅳ），外来通院しセルフマネジメントにて呼吸リハビリテーション継続．

X＋6年，体重減少，運動量の維持困難，数メートルの歩行で呼吸困難が出現するようになり，在宅呼吸リハビリテーションを目的に当院に紹介．紹介時はHOT安静時2 l（動作時3〜4 l），COPD病期分類Ⅳ，mMRC4，CAT（COPDアセスメントテスト）22点，Nagasaki university respiratory ADL questionnaire（NRADL）21点，体格指数（body mass index；BMI）16.6．介護保険を利用し，要介護1，週1日の訪問看護，週2日の訪問リハビリテーション，月1日の通院．

X＋8年に増悪し入院，心不全合併，前立腺肥大による排尿困難，非侵襲的陽圧換気療法（non-invasive positive pressure ventilation；NPPV）追加導入，入院呼吸リハビリテーションにて数メートルの歩行が可能となり自宅退院．通院困難と判断され在宅療養支援診療所にかかりつけ医を変更，訪問診療開始，当院の訪問リハビリテーションは継続となった．同年，増悪が反復するようになり，ACPを繰り返し実施，本人は在宅生活継続を強く希望し家族もこれに同意した．症状緩和と希望するADLの自立のための在宅医療，看護，ケア，リハビリテーションを実施，最期まで希望されていた食事の経口摂取，ポータブルトイレでの排泄が不能となった2日後に自宅にて永眠された．

表 2. 重症 COPD に対する呼吸リハビリテーション診療（事例）

	X 年	X+1～2 年	X+3 年	X+4～5 年	X+6 年
医師の診察	入院→外来通院	外来通院	増悪入院→外来通院	外来通院	外来通院
連携する医療介護施設	専門的医療機関	専門的医療機関	専門的医療機関	専門的医療機関	専門的医療機関＋在宅呼吸リハビリテーションを実施する診療所＋訪問看護＋居宅介護支援事業所＋福祉用具貸与事業所
治療（薬物療法）	気管支拡張剤(LABA/LAMA) 去痰薬 テオフィリン	気管支拡張剤(LABA/LAMA) 去痰薬 テオフィリン	抗生剤等で治療し退院 気管支拡張剤(LABA/LAMA) 去痰薬 テオフィリン 補助栄養剤	気管支拡張剤(LABA/LAMA) 去痰薬 テオフィリン 補助栄養剤	気管支拡張剤(LABA/LAMA) 去痰薬 テオフィリン 補助栄養剤
HOT				2 l(労作時 3～4 l)	2 l(労作時 3～4 l)
NPPV					
ACP による方針				延命拒否	延命処置、人工呼吸管理、経管栄養を拒否
COPD 病期分類	III	III	III	III～IV	III～IV
mMRC	3	3	4	4	4
CAT					22
NRADL					21
BMI	22.8				16.6
呼吸リハビリテーション	入院中に初回導入	セルフマネジメント	入院→外来指導	セルフマネジメント	訪問リハビリテーション(週 2 日)
呼吸リハビリテーションプログラム	理学療法士が担当 運動療法(下肢筋力トレーニング、歩行練習) 呼吸練習、リラクセーション	下肢の筋力トレーニング 呼吸練習、リラクセーション 下肢の自動運動	理学療法士が担当 運動療法(下肢筋力トレーニング、歩行練習) 呼吸練習、リラクセーション、排痰	下肢の筋力トレーニング 呼吸練習、リラクセーション(徐々に実施困難)	運動療法(下肢の筋力トレーニング、ストレッチ、呼吸筋力トレーニング) 胸郭可動性練習、呼吸介助、呼吸補助筋リラクセーション 歩行練習、栄養指導(食事内容、補助栄養、福祉用具調整(手すり、休憩用椅子、シャワーヘッド固定) 自主トレーニング指導
運動療法の FITT	週 5 日 ややきつい 1 日 40 分 歩行	できるだけ毎日 ふつう 1 日 20 分 下肢の自動運動	週 5 日 ふつう 1 日 40 分 歩行	できる範囲だけ毎日(徐々に実施困難) ふつう 1 日 20 分 下肢の自動運動	週 2 日＋自主トレーニング ふつう～ややきつい 1 日 40 分(自主トレーニング 20 分) 呼吸筋力トレーニング、電動エルゴメータ、下肢トレーニング 自主トレーニング：呼吸筋トレーニング

表 2. つづき

	X+7年		X+8年		
医師の診察	外来通院	入院→訪問診療	往診・訪問診療 在宅増悪（肺炎）	訪問診療（増悪を繰り返す）	往診・訪問診療 同年3回目の大きな増悪（肺炎、心不全）在宅にて死亡診断
連携する医療介護施設	専門的医療機関＋在宅呼吸リハビリテーションを実施する診療所＋訪問看護＋在宅呼吸リハビリテーション＋居宅介護支援事業所＋福祉用具貸与事業所	専門的医療機関（入院時）＋在宅療養支援診療所＋在宅呼吸リハビリテーションを実施する診療所＋訪問看護＋訪問介護＋居宅介護支援事業所＋福祉用具貸与事業所＋訪問介護	専門的医療機関（入院時）＋在宅療養支援診療所＋在宅呼吸リハビリテーションを実施する診療所＋訪問看護＋訪問介護＋居宅介護支援事業所＋福祉用具貸与事業所＋訪問介護	専門的医療機関（入院時）＋在宅療養支援診療所＋在宅呼吸リハビリテーションを実施する診療所＋訪問看護＋訪問介護＋居宅介護支援事業所＋福祉用具貸与事業所＋訪問介護	専門的医療機関（入院時）＋在宅療養支援診療所＋在宅呼吸リハビリテーションを実施する診療所＋訪問看護＋訪問介護＋居宅介護支援事業所＋福祉用具貸与事業所＋訪問介護
治療（薬物療法）	気管支拡張剤(LABA/LAMA) 去痰薬 テオフィリン 補助栄養剤	気管支拡張剤は中止 去痰薬 利尿剤、心不全治療薬 前立腺肥大治療薬 ほか	内服中止、点滴治療 抗生剤（抗生剤ほか） 尿道留置カテーテル（1週間で抜去）	去痰薬 利尿剤、心不全治療薬 前立腺肥大治療薬 ほか	内服中止、点滴治療（＋抗生剤、ステロイド） 尿道留置カテーテルは拒否
HOT	3 l	4 l	5 l	5 l	5 l
NPPV		PS：6 cmH$_2$O	PS：最大10 cmH$_2$O	PS：6 cmH$_2$O	PS：最大12 cmH$_2$O
ACPによる方針	延命処置、人工呼吸管理、経管栄養を拒否	延命、経管栄養を拒否、在宅希望	最期まで自宅で生活	最期まで自宅で生活	在宅看取り
COPD 病期分類	Ⅲ～Ⅳ	Ⅲ～Ⅳ			
mMRC	4	4	4	4	4
CAT	26	（検査不能）	（検査不能）	（検査不能）	（検査不能）
NRADL	14	5	0	5	2（食事、排泄のみ）
BMI	16.6	16.2			
呼吸リハビリテーション	訪問リハビリテーション（週2日）	訪問リハビリテーション（週2日）	訪問リハビリテーション（週6日）	訪問リハビリテーション（週2日）	訪問リハビリテーション（週6日）
呼吸リハビリテーションプログラム	運動療法（下肢の筋力トレーニング、呼吸筋力トレーニング）、胸郭可動性練習、呼吸介助、補助筋リラクセーション、排痰法、栄養指導（食事内容、補助栄養、動作の調整）	運動療法中止、胸郭可動性練習、呼吸介助、リラクセーション、四肢ストレッチ、ポジショニング、基本動作など食事、排泄、更衣動作の調整、ベッド周囲の環境調整、訪問介護の導入	呼吸介助、リラクセーション、排痰法、ポジショニング、安楽体位、体位交換、食事介助法の調整、ポータブルトイレ導入、訪問介護の導入と介護方法の調整、肺炎の治療後、離床練習、摂食嚥下練習	胸郭可動性練習、呼吸介助、リラクセーション、四肢ストレッチ、ポジショニング、立ち上がり、移乗、食事、排泄、更衣動作、ベッド周囲工夫、ポータブルトイレ利用	呼吸介助、排痰法、リラクセーション、ポジショニング、座位保持、移動の工夫
運動療法のFITT	週2日（自主トレーニング中止） からりハ～ぷろつう 1日40分 呼吸筋力トレーニング 電動エルゴメータ、下肢自動介助運動	中止	中止	中止	中止

まとめ

呼吸リハビリテーションはCOPDの病期に関わらず，重症例であっても，また在宅であっても実施可能で，呼吸器症状を改善，運動耐容能の向上，ADLやQOL，予後を改善する効果が期待できる．在宅呼吸リハビリテーションの対象は高齢で重症例が多いが，少ない時間の関わりでも増悪を早期発見し早期治療に結びつけることは患者の在宅生活の継続に役立つ．重症COPDで身体活動の維持向上のセルフマネジメントが困難と判断された場合は適切な訪問看護や訪問リハビリテーションを計画する．在宅では他事業所・他職種連携を基本にACPに従った関わりが必要となる．

文 献

1) 植木 純ほか：呼吸リハビリテーションに関するステートメント．日呼吸ケアリハ会誌，**27**(2)：95-114，2018.

2) Spruit MA, et al：An official American Thoracic Society/European Respiratory Society statement：key concepts and advances in pulmonary rehabilitation. *Am J Respir Crit Care Med*, **188**(8)：3-64, 2013.

3) 日本呼吸ケア・リハビリテーション学会呼吸リハビリテーション委員会ワーキンググループほか：呼吸リハビリテーションマニュアル—運動療法—第2版．日本理学療法士協会呼吸理学療法診療ガイドライン作成委員会編，12-64，照林社，2012.

4) Evans RA, et al：Pulmonary rehabilitation is successful for COPD irrespective of MRC dyspnoea grade. *Respir Med*, **103**(7)：1070-1075. 2009.

5) 日本呼吸器学会COPDガイドライン第6版作成委員会編：COPD(慢性閉塞性肺疾患)診断と治療のためのガイドライン第6版，95-99，メディカルレビュー社，2022.
   Summary 最新のCOPD診断と治療のガイドラインで，CQにてエビデンスを証明している．

6) 日本呼吸ケア・リハビリテーション学会(代表)植木純：呼吸器疾患患者のセルフマネジメント支援マニュアル，3学会合同ワーキンググループほか編，104-125，レターブレス，2022.

7) Lynn J, et al：Living well at the end of life：Adapting health care to serious chronic illness in old age. 8-9, Rand Health, 2003.

8) 日本呼吸器学会肺生理専門委員会在宅呼吸ケア白書ワーキンググループ(2010)：在宅呼吸ケア白書2010，3-46，メディカルレビュー社，2010.

9) 前山愛実ほか：訪問リハビリを施行した慢性閉塞性肺疾患患者の急変について．東北理療，**25**：49-54，2013.

10) 津田 徹ほか：非がん性呼吸器疾患の緩和ケア，20-35，南山堂，2017.

11) 日本呼吸器学会・日本呼吸ケア・リハビリテーション学会合同非がん性呼吸器疾患緩和ケア指針2021作成委員会：非がん性呼吸器疾患緩和ケア指針2021，8-21，メディカルレビュー社，2021.
    Summary 非がん性呼吸器疾患の緩和における本邦初の指針であり，薬物療法以外にも幅広く緩和ケアの可能性を示している．

12) Marsaa K, et al：Danish respiratory society position paper：palliative care in patients with chronic progressive non-malignant lung diseases. *Eur Clin Respir J*, **5**(1)：1530029, 2018.
    Summary デンマークのポジションペーパー，COPDや間質性肺疾患の緩和ケアの重要性を示している．

MB Med Reha No.286：23-27, 2023

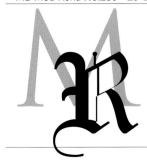

特集／在宅でみる呼吸器疾患のリハビリテーション診療

間質性肺炎患者の在宅呼吸リハビリテーション

渡邉文子*1　木村智樹*2

Abstract　間質性肺炎の安定期において運動療法を主体とする呼吸リハビリテーションは運動耐容能や健康関連QOL，労作時呼吸困難を改善させることが示されている．間質性肺炎は病態が様々で，症状や経過が症例により異なることがあり，呼吸リハビリテーションの実施においては個々の症例に応じた内容を考える必要がある．労作時の低酸素血症が比較的軽度でADLが確保できている軽症例や中等症例では高強度の運動療法を適用し，低酸素血症が高度でADLが制限されている進行例や重症例では日常生活における呼吸困難の軽減と動作遂行能力を向上させるADLトレーニングを適用する．

Key words　間質性肺炎(interstitial pneumonia)，呼吸リハビリテーション(pulmonary rehabilitation)，運動療法(exercise training)

間質性肺炎の病態と障害

間質性肺炎は肺胞隔壁を炎症・線維化病変の基本的な場とする疾患の総称で，労作時の呼吸困難と乾性咳嗽，胸部X線所見上のびまん性陰影が主徴である[1]．特発性間質性肺炎には，病理組織パターンにより種々の独立した疾患群が含まれ，臨床経過や治療反応性が異なることが明らかとなってきた．中でも特発性肺線維症(IPF)は進行性で予後が不良とされている[1]．

典型的な所見は拘束性障害(肺活量，全肺気量の減少)，肺拡散能低下，運動時の低酸素血症である．また運動耐容能低下には肺機能以外にも骨格筋機能異常，大腿四頭筋筋力が関与することが報告されている．拘束性換気障害は肺のコンプライアンス低下によって，拡散能の低下は間質における炎症・線維化や換気血流比不均等等によって引き起こされ，肺高血圧症を合併した場合には軽労作でも低酸素を呈する．間質性肺炎に合併する肺高血圧は，肺血管床の減少や低酸素性の肺血管攣縮の他，肺動脈性肺高血圧症のような肺血管リモデリングによっても引き起こされることがある．肺高血圧合併間質性肺炎でも呼吸リハビリテーションの有用性は示されているが，右心不全をきたすような状況など運動負荷を避けた方が良い場合もある．

間質性肺炎と呼吸リハビリテーション

間質性肺炎の安定期において運動療法を主体とする呼吸リハビリテーションは運動耐容能や健康関連QOL，労作時呼吸困難を改善させることが示されている[2]．ただし，このような効果は持久力トレーニングを主体としたメニューを週2〜3回，8〜12週間施行する外来呼吸リハビリテーションプログラムで証明されている点に注意が必要である．在宅における呼吸リハビリテーションでは，加えて家族を含めたセルフマネジメント能力の向上や患者ができるだけ長く在宅生活が送れ

---

*1 Fumiko WATANABE，〒489-0065 愛知県瀬戸市西追分町160　公立陶生病院中央リハビリテーション部第2理学療法室，室長
*2 Tomoki KIMURA，同病院呼吸器・アレルギー疾患内科，主任部長

表 1. 修正 Borg scale

0	感じない
0.5	非常に弱い
1	やや弱い
2	弱い
3	
4	多少強い
5	強い
6	
7	とても強い
8	
9	
10	非常に強い

るように支援することが必要となる.

間質性肺炎は病態が様々で,症状や経過が症例により異なることがあり,ゆっくりと安定した経過をたどる症例から短期間で急速に進行する症例まで幅広く存在する.呼吸リハビリテーションの実施においても個々の症例に応じた内容を考える必要がある.

労作時の低酸素血症が比較的軽度で ADL が確保できている軽症例や中等症例では高強度の運動療法を適用することが可能である.低酸素血症が高度で ADL が制限されている進行例や重症例では日常生活における呼吸困難の軽減と動作遂行能力を向上させる ADL トレーニングを適用する.

在宅における呼吸リハビリテーションの実際

1.運動時低酸素血症が軽度のケース
1)全身持久力トレーニング

全身持久力トレーニングは歩行による持久力トレーニングを実施する.負荷強度の設定は80%を目標とした高強度負荷で実施する.可能であれば6分間歩行試験の歩行スピードから算出する.例えば6分間歩行距離が300 m の場合は分速50 m,時速3 km となる.80%の強度で運動処方する場合は時速2.4 km となり,20分間の歩行トレーニングを実施するのであれば20分で800 m 歩行してもらうよう指導する.80%の負荷強度が難しい場合は60%より開始し,より早く80%へ負荷強度

を上げるよう努める.運動時間は最初5分程度から開始し,徐々に時間を延ばし20分を目標とする.6分間歩行試験の測定が難しい場合は息切れの程度で運動強度を指導する.修正 Borg scale (**表1**)で3〜4(多少強い)を目安に運動する.その際の経皮的酸素飽和度(SpO$_2$)を評価しておくことが望ましい.

2)下肢筋力トレーニング

下肢筋力トレーニングは自重によるトレーニングで実施する.具体的にはスクワット(**図1**)もしくは椅子からの立ち上がり(**図2**),かかとあげ運動(**図3**)を行う.それぞれ10回を1セットとし,各3〜5セット行う.

2.運動時低酸素血症が重度,あるいは呼吸困難が強く運動持続時間が短いケース
1)全身持久力トレーニング

全身持久力トレーニングは歩行による持久力トレーニングを実施するが,運動時 SpO$_2$低下が重度の場合は低酸素血症を防止するために運動時に酸素流量を増量することや運動時のみ酸素投与を行う.鼻カニューレで難しい場合はリザーバー付き鼻カニューレおよびペンダントカニューレを使用する.

呼吸困難や運動時低酸素をきたすことにより運動持続時間が短い症例ではインターバルトレーニングにて実施する.インターバルトレーニングの方法は例えば歩行を30秒,休息30秒を繰り返して実施し,合計運動時間20分を目標として実施する.

2)下肢筋力トレーニング

下肢筋力トレーニングは座位で実施する.具体的には膝関節伸展(**図4**),股関節屈曲(**図5**)を行う.それぞれ10回を1セットとし,各3〜5セット行う.

3.呼吸困難が重度で ADL 制限が著明なケース
1)ADL トレーニング

ADL トレーニングは向上させたい具体的な動作に対し直接アプローチするため,患者自身が呼

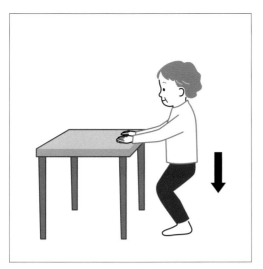

図 1. スクワット

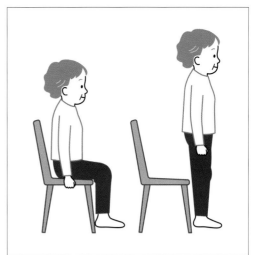

図 2. 椅子からの立ち上がり

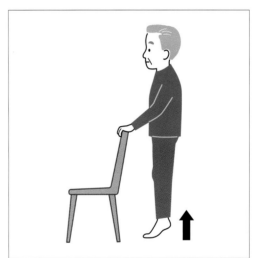

図 3.
かかとあげ運動

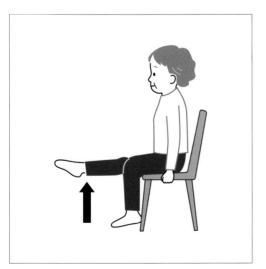

図 4. 膝関節伸展運動

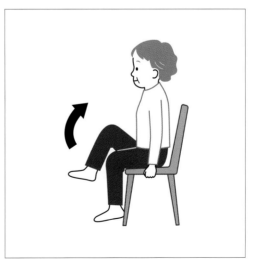

図 5. 股関節屈曲

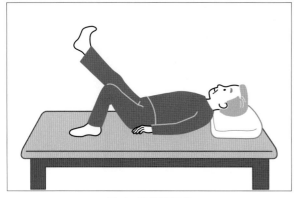

図 6. 股関節屈曲

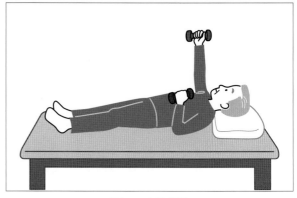

図 7. 上肢伸展

吸困難を起こす動作の種類を確認する．日常生活で呼吸困難が生じやすい動作として洗髪や頭上のものを取るなど上肢の挙上を含む動作，排便などの息を止める動作，背中を洗う，歯を磨くなどの反復動作，靴下やズボンをはくなど体幹前屈を含む動作が挙げられる．日常生活の中での呼吸困難軽減や労作時低酸素血症を自己管理できることを目的として実施する．動作中の息こらえを回避させ，呼吸を同調させる．動作のスピードは呼吸に合わせるようにする．工夫をしても呼吸困難が増強する動作では適宜休息を入れることや無駄な動きを省き簡単な動作へと変更することも必要である．立ち上がり動作や上肢を使用する動作では低酸素になりやすいことを理解してもらうことも重要となる．ADL トレーニングの継続は ADL の維持向上のための基本となる．

2）筋力トレーニング

ADL トレーニングで基本動作を実施することに加えて，上下肢筋力トレーニングを実施する．下肢は背臥位で膝伸展位での股関節屈曲（**図 6**），上肢は背臥位で上肢伸展（**図 7**）を実施する．全身持久力トレーニングは自由歩行にて実施する．それぞれ 1 セット 5〜10 回として，3〜5 セット行う．呼吸困難が著しい時や，咳嗽が頻回な時は中断する．

リスク管理

運動療法時や労作時の SpO_2 のモニタリングは重要である．long term oxygen therapy（LTOT）を導入している患者は可能であればパルスオキシメータを購入してもらい SpO_2 低下に伴う自覚症状（呼吸困難）を併せてモニタリングするとよい．運動時の SpO_2 低下をどこまで許容するかは SpO_2 値のみでは決定できず，病態，肺高血圧の程度や肺性心の有無を把握し，主治医や他の医療スタッフと情報交換を行い症例ごとに決定していくことが望ましい．

全症例を通して，運動や労作に伴う呼吸困難では不安感とともにパニック状態なることがある．パニックコントロールは，呼吸困難が生じた際に呼吸を調節し，患者自身が呼吸困難の状態から速やかに回復することを意味する．パニックコントロールの方法として，呼気を意識した呼吸を促し，上肢で体幹を支持するような前傾座位や前傾立位など安楽な姿勢をとることを指導する．

またいつもより呼吸困難が強い，発熱時，安静にしていても動悸がする，浮腫の出現，咳や痰が増加しているなど体調に変化がある場合は運動を控える．それらの症状が出現した場合は医療機関をすみやかに受診するよう指導しておくことが必要である．

運動を継続させるための工夫

在宅で運動を継続してもらうためには患者自身が明確な目標を持つようにし，自己効力感が持てるような成果をフィードバックする．また患者自身に状態を管理してもらうために運動日誌（**表 2**）の記入や歩数計を利用する．

表 2. リハビリテーション日誌

日付	曜日	歩行			筋力トレーニング			1日の歩数	備考
		時間	息切れ	足の疲れ	つま先立ち（回）	スクワット（回）	膝伸ばし（回）		
月　日	月		強い・少し・なし	強い・少し・なし				歩	
月　日	火		強い・少し・なし	強い・少し・なし				歩	
月　日	水		強い・少し・なし	強い・少し・なし				歩	
月　日	木		強い・少し・なし	強い・少し・なし				歩	
月　日	金		強い・少し・なし	強い・少し・なし				歩	
月　日	土		強い・少し・なし	強い・少し・なし				歩	
月　日	日		強い・少し・なし	強い・少し・なし				歩	
月　日	月		強い・少し・なし	強い・少し・なし				歩	
月　日	火		強い・少し・なし	強い・少し・なし				歩	

おわりに

　間質性肺炎患者における呼吸リハビリテーションは運動能力の改善・維持やADL能力の向上・維持が主たる目的であり，在宅においても労作時の低酸素血症の障害度に合わせて個々の症例に応じた内容を考える必要がある．間質性肺炎は経過や進行が様々であるため，病状に応じて呼吸リハビリテーションを実施していくことが重要であり，運動療法の適否を含め最適な介入時期を見極め，場合によっては緩和ケアへ移行する決断も必要と考える．

文　献

1) 日本呼吸器学会びまん性肺疾患　診断・治療ガイドライン作成委員会編：特発性間質性肺炎　診断と治療の手引き　改訂第4版, 1-19, 南江堂, 2022.
Summary　特発性間質性肺炎のガイドラインであり，必読の書籍.
2) 日本呼吸ケア・リハビリテーション学会，日本呼吸器学会，日本リハビリテーション医学会，日本理学療法士協会編：呼吸リハビリテーションマニュアル―運動療法 改訂第2版, 照林社, 2012.
Summary　呼吸リハビリテーションを実践する医療者には必読の書籍.

MB Med Reha **No.286**：**28-34**, 2023

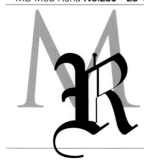

特集／在宅でみる呼吸器疾患のリハビリテーション診療

非結核性抗酸菌症患者の（在宅）リハビリテーション

千住秀明*

Abstract　肺非結核性抗酸菌症（肺 NTM 症）は近年，増加傾向にある肺の感染症であり，治療方法も確立されていない疾患である．2007 年，肺 NTM 症の予防・診断・治療のためのステートメントが示され，2020 年には ATS や ERS などから新たなガイドラインが示された．しかし，呼吸リハビリテーションについては明記されていない．肺 NTM 症は女性が多く，ADL や運動能力障害は軽度であるが，不安とうつ有病率は 30〜40％と高いのが特徴である．不安と抑うつの因子は咳と痰症状である．筆者らは，肺 NTM 症に薬物療法と呼吸リハビリテーションの併用効果を検証した．その結果，HRQOL（LCQ）の全項目得点，CAT の総得点，ISWD，大腿四頭筋力，C 反応性蛋白値の有意な改善が認められた．特に慢性咳嗽群では，LCQ，CAT スコアーおよび ISWD が対応する最小臨床的重要性差異（MCID）以上に改善した症例の割合が多かった，薬物療法と呼吸リハビリテーションの併用療法は，肺 NTM 症患者の HRQOL と身体機能を改善する可能性がある．

Key words　非結核性抗酸菌症（nontuberculous mycobacterial pulmonary disease），呼吸リハビリテーション（pulmonary rehabilitation），在宅呼吸リハビリテーション（home base pulmonary rehabilitation），ガイドライン（guideline）

はじめに

日本呼吸器学会は COPD（慢性閉塞性疾患）診断と治療のガイドラインの中で運動療法を含む呼吸リハビリテーションプログラムを強く推奨しエビデンスの確実性も強いと明記している[1]．呼吸リハビリテーションの適応は，COPD だけでなく間質性肺炎や気管支拡張症などに広がっている．しかし，肺非結核性抗酸菌症にはまだ適応されていない．

肺非結核性抗酸菌症（以下，肺 NTM 症）は近年，増加傾向にある肺の感染症である．非結核性抗酸菌とは，結核菌（結核病），ライ菌（ハンセン氏病）を取り除いた抗酸菌の総称である．非結核性抗酸菌は，200 種類以上発見され，そのうちヒトに感染する菌は約 30 種で，環境からの曝露で感染する．非結核性抗酸菌は土壌や水道や貯水槽の給水システムなどに広く生息しているが，ヒトへ感染することは極めて稀である．この抗酸菌が肺に感染したのが肺 NTM 症である．ヒトに感染する非結核性抗酸菌の約 90％は *Mycobacterium avium* と *Mycobacterium intracellulare* である．この 2 つをまとめて MAC（*Mycobacterium avium complex*）と呼ばれている．主な症状は喀痰，喀血，体重減少，不安，抑うつ，疲労，発熱，睡眠障害などで，咳が長く続くことで体力を消耗し，体重も減少する．

治療は薬物療法と外科療法で，治療目標は排菌の陰性化により薬物療法の終了と再発の防止である．しかし薬物療法は複雑であり，薬物療法終了後の再発・再感染率も 40〜60％と高い．したがってそれに替わる目標が症状，画像所見の改善や

* Hideaki SENJYU，〒 527-0145 滋賀県東近江市北坂町 967　学校法人藍野大学びわこリハビリテーション専門職大学理学療法学科，教授

表 1. 肺非結核性抗酸菌症の診断基準

A. 臨床的基準(以下の 2 項目を満たす)	B. 細菌学的基準(菌種の区別なく,以下のいずれか 1 項目を満たす)
1. 肺部画像所見(HRCT を含む)で, • 結節性陰影 • 小結節性陰影 • 分岐状陰影の散布 • 均等陰影, 空洞陰影 • 気管支または細気管支拡張所見 のいずれか(複数か)を示す. ただし, 先行肺疾患による陰影が既にある場合はこの限りではない. 2. 他の疾患を除外できる.	• 2 回以上の異なった検体からの培養陰性* • 1 回以上の気管支洗浄液での培養陽性 • 経気管支肺生検または肺生検組織の場合は抗酸菌症に合致する組織学的所見と同時に組織または気管支洗浄液, または喀痰で 1 回以上の培養陽性 • 稀な菌種や環境から高頻度に分離される菌種の場合は, 検体種類を問わず 2 回以上の培養陽性と菌種同定検査を原則とし, 専門家の意見を必要とする.

＊1 週間ごと 3 回の抗酸菌培養検査を実施

(文献 2 より引用)

HRQOL(health related quality of life)の向上である.

　このように肺 NTM 症の治療は, 長期にわたることが多く, 患者は肺 NTM 症をよく理解し, 疾患と上手に付き合っていく方法を呼吸リハビリテーションで学び, 修得することが重要である. 呼吸リハビリテーションを開始するにあたって医療者側は肺 NTM 症の病態を患者に丁寧に説明する必要がある. その手段として呼吸リハビリテーションを中心とした患者教育が必要である. 肺 NTM 症の呼吸リハビリテーションに関する研究報告は皆無であり, 本稿では, 結核予防会の付設された長崎大学大学院医歯薬学総合研究科新興感染症病態制御学系専攻の肺 NTM 症への呼吸リハビリテーションの取り組みを報告する.

肺 NTM 症の診断と画像分類

　肺 NTM 症の診断基準を表1に示す[2]. 肺 NTM 症は高分解能胸部 CT 画像に基づき, 非空洞性結節性気管支拡張(NC-NB), 空洞性結節性気管支拡張(C-NB), 線維空洞型(FC)に分類される. この分類は呼吸リハビリテーションの適応や方法などに影響を与えるためリハビリテーション介入前にカルテより確認することが重要である.

　治療の中心は多剤併用薬物療法である[3]. 基本薬はクラリスロマイシン, エタンブトール, リファンピシンなどで 10 錠近い薬を内服する症例も少なくない. 薬物療法適応患者の 30～70％の患者が副作用のため治療薬の中断を余儀なくされて

おり, 現在の治療法は医療者や患者にとって満足する結果は得られていない(治療法の詳細は成書を参照). また, 肺 NTM 症の呼吸リハビリテーションに関する研究報告は少なく, ステートメント, ガイドラインなどの治療指針の中に示されている情報が乏しい.

肺 NTM 症と気管支拡張症のステートメントとガイドライン

　2007 年 ATS(米国胸部学会)と IDSA(米国感染症学会)から初めて診断と治療, 予防のステートメントが示された[4]. しかし呼吸リハビリテーションについては, 「結節性気管支拡張患者に気管支拡張症に関連した MAC 菌以外に感染することが多く, 中には緑膿菌や M. Abscessus などに感染することがあり, MAC 症の評価と管理が複雑になるため, 気道クリアランスなど気管支拡張症を目的とした呼吸リハビリテーションは, 症状を改善する可能性がある」に留まっている.

　2017 年に ERS(欧州呼吸器学会)から成人の気管支拡張症の管理のガイドラインが示された[5]. 肺 MAC 症は約 70％に気管支拡張症(NC-NB, C-NB)を併存しており, 肺 MAC 症の呼吸リハビリテーションにも有用な情報が含まれている. 慢性的な咳や痰の喀出困難な患者には訓練を受けた理学療法士からの気道クリアランス手技(排痰法)を教わり, 1～2 回/日の頻度で実施することが提案されているが, 学会としての推奨レベルは弱く, エビデンスレベルも低い. しかし, 運動能力が低

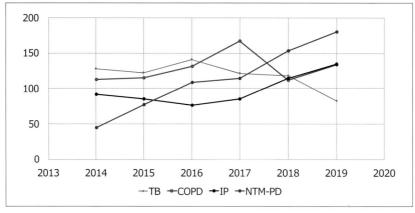

図 1. 複十字病院の呼吸リハビリテーション対象患者数の推移

表 2. 複十字病院におけるCOPDと肺NTM患者の共通点と相異点

	COPD	肺NTM
年代	70歳代	60歳代
不安とうつの有病率	30〜40%	
性別	男性	女性
ADL障害	多い	少ない
運動能力	低下	維持
不安抑うつの因子	息切れ・運動能力の低下	咳・痰症状

下している患者は，呼吸リハビリテーションプログラムに参加し，定期的に運動することを強く推奨し，エビデンスレベルも高いと記載されている．

2020年にATSやERSから肺NTM症のガイドラインが示されているが，呼吸リハビリテーションに関する記載はない．

2021年にFaverioらが肺NTM症の抗生物質を含めた統合的アプローチを提案している[6]．その中で呼吸リハビリテーション，運動療法，呼吸理学療法の効果は，症状や運動パフォーマンスの改善，自律性の促進，QOLの向上，長期的な健康増進のための行動変容をもたらすとあり．その効果はCOPD患者において確立されている．また新たな証拠として，その効果は間質性肺疾患，喘息，気管支拡張症など，他の慢性呼吸器疾患にも拡大できることを示唆している．しかし，いずれの研究報告も肺NTM症を対象とした研究ではなく，COPDや気管支拡張症の研究結果からの推論に過ぎない．

このように肺NTM症を対象にした呼吸リハビ

リテーションの介入効果を検証した研究は我々が知る限り見当たらない．筆者らは2015年より肺NTM症の呼吸リハビリテーションに取り組んできた．その内容を紹介する．

複十字病院の肺NTM症患者の呼吸リハビリテーションの現状

複十字病院では疾患別リハビリテーション料の90%以上が呼吸リハビリテーション料である．呼吸ケア・リハビリセンターの対象疾患は2014年では結核が第1位であったが2018年には肺MAC症に変わった．COVID-19の影響で外来リハビリテーションが中断され正確な統計は取れていないが，肺MAC症の受診者は当院でも増加し，その傾向は現在でも変わっていない（**図1**）．当院のCOPDと肺MAC症の特徴を共通点と相違点から示す（**表2**）．肺NTM症は，COPDに比べ年代が10歳代若く，女性が多い．ADL障害は少なく，運動能力は呼吸リハビリテーション開始時でも同年代の80%以上で，終了時には100%を超える患者も散見される．しかし不安とうつ有病率はCOPDと同等で30〜40%である．その不安とうつの因子は，COPDでは，息切れと運動能力の低下であるが，肺MTM症は咳と痰症状と異なっている[7]〜[10]．

肺NTM症の呼吸リハビリテーション

呼吸リハビリテーションは，呼吸器に関連した病気を持つ患者が，可能な限り疾患の進行を予防

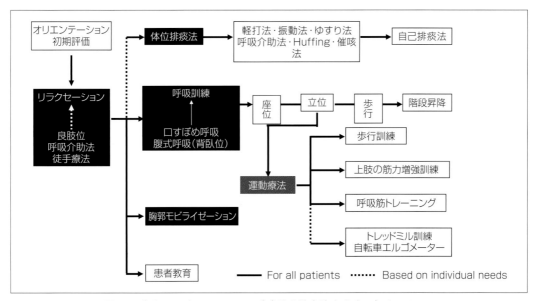

図 2. 呼吸リハビリテーション（呼吸理学療法を中心に）プログラム
（千住秀明：呼吸リハビリテーション入門，神陵文庫出版部，123，2005．より一部改変して引用）

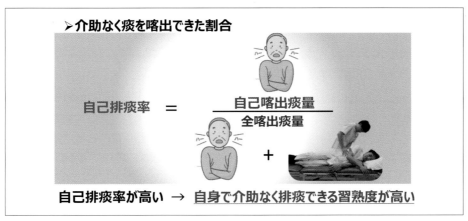

図 3. 自己排痰率とは

あるいは健康状態を回復・維持するため，医療者と協働的なパートナーシップのもとに疾患を自身で管理し自立できるよう生涯にわたり継続して支援していくための個別化された包括的介入であると定義されている．肺 MAC 症の呼吸リハビリテーションに於いても COPD など他の慢性呼吸器疾患の呼吸リハビリテーションと同じで良い．

図 2 は，当院で使用されているリハビリテーション（呼吸理学療法を中心に）プログラムである．呼吸リハビリテーションは医師からの処方で開始される．カルテより処方内容，診断名，画像分類（気管支拡の有無），各種検査所見（特に菌種，CRP（C 反応性蛋白），BMI，WBC（白血球数），

Albumin），肺機能検査などを確認する．

理学療法開始にあたっては，呼吸リハビリテーションの目的，方法，期間を説明し承認を得る．初めて呼吸リハビリテーションが処方された患者には，プログラムを終えた患者から呼吸リハビリテーションの体験談（ピアサポート）を聴く機会を設け，患者の呼吸リハビリテーションへの不安を取り除き安心感を与えることが重要である．ピアサポートはプログラムの進行を促進し，在宅呼吸リハビリテーションの理解を深める機会となる．

気道クリアランス手技（ACT）は，ACBT（active cycle breathing technique）と体位排痰法姿勢を組み合わせて実施する．すべての患者は，

表 3. 在宅呼吸リハビリテーションのチェック項目

□お薬 "正しくお薬飲んでますか?"
□酸素 "正しく酸素吸入してますか?"
□換気 "人工呼吸器に不具合はないですか?"
□理学療法(運動)"毎日運動してますか?"
□栄養 "ご飯食べてますか? 食欲は?"
□教育 "うがいしてますか?"

理学療法士による ACT の個別教育・指導を実施する. 体位の選択は, 聴診と画像所見に基づいて理学療法士が決定し指導する. ACT は原則, 朝, 夕食後, 痰量の多い患者には昼食後 1 時間以上あけて定期的に ACT を継続するよう指示する. 到達目標は, 自己排痰率 70% 以上である. 自己排痰率とは, 1 回の排痰時間で, 患者自身で出せる痰量(自己排痰量)が理学療法士の介助によって出す痰量と自己排痰量の合計痰量の率である(図 3). 排痰時間以外に咳痰が少なくなり, 日常生活が咳痰に影響されない, 痰の量と色が呼吸リハビリテーション終了時と変わらないことである.

呼吸法は, 口すぼめ呼吸, 横隔膜呼吸, 仰臥位, 座位および立位で指導する. 最初の目標は, 運動療法時に呼吸と動作を合わせることができること. 最終的には歩行, 階段昇降など日常生活の中で無意識に口すぼめ呼吸と腹式呼吸ができることである.

運動療法は, 有酸素運動トレーニング, レジスタンストレーニングを行う. トレーニングの構成は, 患者の個々の状態に応じて理学療法士が調整する. 有酸素運動は, トレッドミルでの歩行やサイクルエルゴメーターでのトレーニングで構成される. 運動方法の選択は, 理学療法士の臨床的判断と患者の希望により決定する. 有酸素運動の強度は, ISWT(incremental shuttle walking test)から算出される予測 VO_2max(最大酸素摂取量)の 60〜80% とし, 低負荷から高負荷へと徐々に強度を上げる. 有酸素トレーニングの目標時間は 20 分である. 運動の強度と時間は, Borg category ratio-10 scale の呼吸困難／脚部疲労スコアが 3〜5 となるように調整した. 上肢と下肢のレジスタンストレーニングは, フリーウェイトまたは患者自身の体重を使用する. 柔軟性トレーニングでは, 主要な筋肉群であるふくらはぎ, ハムストリング, 大腿四頭筋, 上腕二頭筋のストレッチを行い, 首, 肩, 体幹の可動域訓練を実施した. 自己管理教育として, 理学療法士が定期的な気道確保の必要性, 運動の効果や重要性, 日常生活活動作時の呼吸困難のコントロール法, 増悪予防のため感染症対策などを定期的に個別に指導する.

肺 NTM 症の在宅呼吸リハビリテーション

肺 NTM 症患者の在宅呼吸リハビリテーションのチェック項目を表 3 に示す.

急性増悪の予防には問診, 視診, 触診身体所見が重要である. 訪問時は, 「急性増悪を疑い, 日常生活状況・呼吸器症状の変化を確認する. 表情, 脈拍, 血圧, 体温, SpO_2(経皮的動脈血酸素飽和度), 呼吸数, 聴診所見の変化などが重要な評価項目である. 特に喀痰の色や量変化は感染予防の重要な指標である. 次に薬物療法の服用状況を確認する. 肺 NTM 症患者の服用する薬は副作用も少なくないので足のしびれなど神経症状, 難聴など薬物療法の副作用徴候を確認する. 異常があれば直ちに主治医に報告し, 副作用を未然に防ぐことも訪問する際にはチェックする.

肺 NTM 症患者の薬物療法と
呼吸リハビリテーションの併用効果[11]

ガイドラインに沿った薬物療法が行われている肺 NTM 症患者 42 名を対象にして呼吸リハビリテーションを実施した. 頻度は, 週 4 回, 1 回のセッションは 1 時間, 期間は最低 3 週以上実施した. 結果を図 4[12)13)] に示した. 治療後, QOL(レスター問診票(LCQ))の全項目得点, COPD アセスメントテスト(CAT)の総得点, ISWD(incremental shuttle walking distance), 大腿四頭筋力, C 反応性蛋白値の有意な改善が認められた. 特に慢性咳嗽(CCS)群では, LCQ, CAT スコアおよび ISWD が対応する最小臨床的重要性差異(MCID)以上に改善した症例の割合が, 非 CCS 群に比べ有意に高かった. 呼吸リハビリテーションの有害事象も認められなかった. 薬物療法と呼吸リハビリ

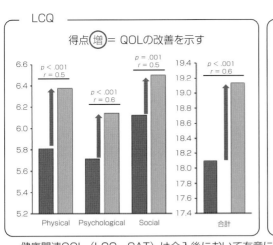
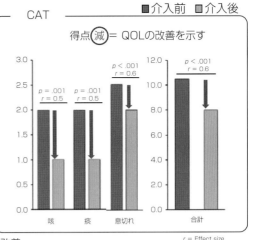

健康関連QOL（LCQ・CAT）は介入後において有意に改善
➤ MCID以上の改善：LCQ Physical ＋0.5 points （Physical score MCID＝ 0.2 points）

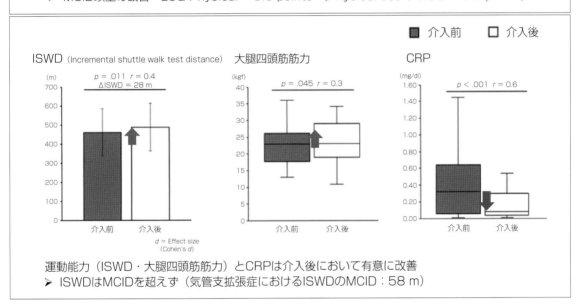

運動能力（ISWD・大腿四頭筋筋力）とCRPは介入後において有意に改善
➤ ISWDはMCIDを超えず（気管支拡張症におけるISWDのMCID：58 m）

a／b

図 4.

　a：健康関連 QOL（LCQ・CAT）の介入前後の変化

（文献 12 より改変して引用）

　b：運動能力（ISWD・大腿四頭筋）と CRP の介入前後での変化

（文献 13 より改変して引用）

テーションの併用療法は，肺 NTM 症患者の HRQOL と身体機能を改善する可能性があることを示唆している．

おわりに

　肺 NTM 症患者の呼吸リハビリテーションはまだ始まったばかりである．1 日でも早く，多くの呼吸器科医の先生と理学療法士にご理解を頂き，多くの肺 NTM 症患者に呼吸リハビリテーションが届くことを願っている．

文　献

1) 日本呼吸器学会COPDガイドライン第6版作成委員会：COPD（慢性閉塞性肺疾患）診断と治療のためのガイドライン第6版．メディカルレビュー社，2022．
2) 長谷川直樹：非結核性抗酸菌症の診断と治療．日内会誌，**110**：1815-1822，2021．

Summary 肺 NTM 症の診断基準や治療方法など ERS/ATS のガイドラインに日本の現状を加え，これから肺 NTM 症を学ぶには良い参考文献である.

3) 日本結核病学会非結核性抗酸菌症対策委員会，日本呼吸器学会・結核学術部会：肺非結核性抗酸菌症診断に関する指針─2008. *Kekkaku*, **83**(7)：525-526，2008.

4) Griffith De, et al：Subcommittee ATSMD, American Thoracic S, Infectious Disease Society of A. An official ATS/IDSA statement：diagnosis, treatment, and prevention of nontuberculous mycobacterial diseases. *Am J Respir Crit Care Med*, **175**(4)：367-416, 2007.

5) Polverino E, et al：European Respiratory Society guidelines for the management of adult bronchiectasis. *Eur Respir J*, **50**(3)：1-22, 2017.

6) Faverio P, et al：Nontuberculous mycobacterial pulmonary disease：an integrated approach beyond antibiotics. *ERJ Open Re*, **7**(2)：1-12, 2021.

7) Ono K, et al：Decreased incremental shuttle walk test distance characterized by fibrocavitary lesions in non-tuberculous mycobacterial pulmonary disease. *Expert Rev Respir Med*, **16**(4)：1-7, 2022.

8) Matsumura Y, et al：Prevalence of and risk factors for depressive symptoms in non-tuberculous mycobacterial pulmonary disease. *Int J Tuberc Lung Dis*, **26**(4)：310-316, 2022.

9) Matsumura Y, et al：Presence and factors of depressive symptoms in Japanese nontuberculous mycobacterial pulmonary disease. *Int J Tuberc Lung Dis*, **26**：310-317, 2021.

10) Kawahara K, et al：Health-related quality of life associates with clinical parameters in patients with NTM pulmonary disease. *Int J Tuberc Lung Dis*, **25**(4)：299-304. 2021.

11) Omatsu S, et al：Clinical significance and safety of combined treatment with chemotherapy and pulmonary rehabilitation regarding health-related quality of life and physical function in nontuberculous mycobacterial pulmonary disease. *Respir Investig*, **60**(5)：674-683, 2022.
Summary 世界で初の肺 NTM 症の薬物療法と呼吸リハビリテーションの効果に対する前向き観察研究

12) Raj AA, et al：Clinical cough Ⅳ：what is the minimal important difference for the Leicester Cough Questionnaire?. *Handb Exp Pharmacol*, **187**：311-320, 2009.

13) Walsh JA, et al：The Minimum Clinically Important Difference of the Incremental Shuttle Walk Test in Bronchiectasis：A Prospective Cohort Study. *Ann Am Thorac Soc*, **17**(3)：375-378, 2020.

MB Med Reha **No.286**：35-40, 2023

特集／在宅でみる呼吸器疾患のリハビリテーション診療

繰り返す誤嚥性肺炎在宅患者の肺炎発症予防リハビリテーション診療

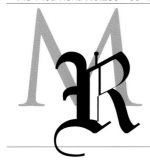

海老原孝枝*

Abstract　不顕性誤嚥を端緒とし誤嚥性肺炎発症に至るが，その結果，嚥下筋や呼吸筋のサルコペニアを併発する．それは顕性誤嚥を惹起しやすくなり摂食嚥下障害，低栄養に至る．このような病態時間軸における，個々の立ち位置をよく見定め，適切な予防介入を行っていく．特に，在宅患者であるため，家庭でできる誤嚥予防を土台に栄養と運動の介入が key となる．それらの患者本人および家族への教育も必要となる．

Key words　肺炎関連サルコペニア(pneumonia-related sarcopenia)，栄養療法(intensive nutrition)，上気道防御反射(upper respiratory reflexes)，高齢者誤嚥性肺炎・摂食嚥下障害病態時間軸(aspiration pneumonia and dysphagia in the elderly on the disease time-axis)

はじめに

誤嚥性肺炎を発症すると次第に肺炎発症を繰り返し，必要エネルギー量を経口摂食可能であったものが程度の差はあれ，不可能になってくる．近年，誤嚥性肺炎発症の原因である不顕性誤嚥と顕性誤嚥，そして，肺炎発症と経口摂食可否の相互関係が明らかになってきた．したがって，如何に病態を進ませないかが予後を左右すると考える．

サルコペニアと誤嚥性肺炎

サルコペニアとは，1989 年にローゼンバーグらが提唱した造語で，一般的に加齢に伴う筋力や筋肉量の減少，身体能力の低下を意味する．2010 年に Eur Working Group on sarcopenia in older people がその診断基準を提案してから社会通念化した．加齢による一次性サルコペニアに加え，疾患に伴う二次性サルコペニアに関する報告が相次いでいる．肺炎や炎症を例にとると，施設高齢者の肺炎発症群の握力は有意に低く，肺炎発症者

のなかでも四肢筋肉量低値群では，他の群にくらべ死亡率が高かった．また，敗血症発症者を対象とした報告では，急性炎症は筋肉の萎縮をきたすことが示された．では，誤嚥性肺炎発症とサルコペニアの関連はどうだろうか？

誤嚥性肺炎動物モデルを用いて，嚥下筋の1つである舌筋，呼吸補助筋の1つである脊柱起立筋および前脛骨筋を調べた研究では，健常動物と比較して，それぞれの筋線維自身が細くなっており，その結果，その集合体である筋肉が細くなっていることが報告された．誤嚥性肺炎入院患者の脊柱起立筋の断面積の治療前後の比較では，入院時を 100% とすると退院時約 85% 弱に萎縮していることが報告された[1]．

また，平均85歳前後の入院高齢者における肺炎発症者と非肺炎発症者の呼吸筋力を調査した横断研究では，肺炎発症者の最大吸気圧(PI max)と最大呼気圧(PE max)は，非肺炎発症者のもの(PI max：24.7±9.7 cm H_2O，PE max：31.0±14.8 cm H_2O)と比べて，PI max：16.4±10.9 cmH_2O，

---

* Takae EBIHARA，〒 181-0004　東京都三鷹市新川 6-20-2　杏林大学医学部高齢医学講座，准教授

PE max：21.3±14.4 cm H$_2$O と有意に低値であることが示された[2]．また，肺炎非発症者の平均舌圧 19.5±9.2 kPa に対し，発症者の舌圧は 13.6±8.2 kPa と有意に低値であった．多変量解析の結果，肺炎発症におけるオッズ比は，PI max（20 cm H$_2$O 以下）6.85，低体幹筋肉量（6.4 kg/m^{2}以下）6.86，低アルブミン（3.3 g/dl 以下）5.46 であった．

　つまり，肺炎発症という急性炎症が，筋線維萎縮と筋力低下をもたらしサルコペニアを引き起こすことがわかった．そのメカニズムであるが，嚥下筋の 1 つである舌はオートファジーの系で，横隔膜は炎症性サイトカインからユビキチン-プロテアソームの系で，前脛骨筋の萎縮はその両者の系で萎縮にいたると考えられている．また，上記の研究の背景に低栄養状態を伴うことから，炎症，サルコペニア（筋線維狭小化，筋力低下），低栄養の負のスパイラルが想定される．

上気道防御反射と病態時間軸

　嚥下反射や咳反射の低下は，不顕性誤嚥の存在を示唆する，肺炎発症の重要な責任要因であることは周知のとおりである．

　年齢を重ねるにつれて，会話に意識が向いていたり，また，テレビを熱心に視聴，あるいは新聞を熱心に読んでいる時など，“唾液やお茶が喉の変なところに入った”と言って，顔を真っ赤にして咳き込むことがあったりする．これは，二重課題をしながらの嚥下は，うまく協調運動ができず誤嚥を誘発するためと考えられる[3]．と同時に，咳反射は保持されているので“むせる”ことができ肺炎発症には至らない．しかし，次第に咳反射も低下してくると肺炎発症に至る[4]．また，これらの上気道防御反射は，肺炎入院患者における 90 日以内入院死亡の有意な死亡予測因子であった[5]．最初は，嚥下反射低下で始まることが多いが，次第に咳反射感受性鈍化に至り，これらの上気道防御反射は，肺炎発症だけでなく死亡に関しても重要な因子である．

咳呼出力

　咳の呼出力低下は誤嚥物の排除や痰の喀出が困難であることにつながるが，呼吸筋のサルコペニアが一因と考えられる[1]．また，レビー小体病であるパーキンソン病においては，咳感受性低下よりも早期から，咳呼出力の低下が認められる[6]．

呼吸困難感

　息苦しいなどの訴えが少ないことも肺炎の診断および治療が遅れる一因である．呼吸困難感は，換気量と換気ドライブの乖離があると生じるとされており，気がついた時には重症の状態になっていることもある．これは，高齢者の体性感覚野領域と容量が狭くなってきている一方[7]，加齢による扁桃体の体積は保持されるとされており[8]，息苦しさとともに発生する“不快・つらい”といった情動感情はせん妄や不穏といった形で表面化しやすいと考える．パーキンソン病患者といったレビー小体病の低酸素および高二酸化炭素換気応答が低下していることが知られている．また，咳衝動（Urge-to-Cough）も，健常高齢者やアルツハイマー型認知症高齢者より低下している．つまり，高齢になると“呼吸困難感”が鈍くなるが，なかでもレビー小体病高齢者においてはさらに感じにくいため，肺炎を発症しているのが遅れ，気が付いた時には重症化していることが多いと想定される[9]．

病態時間軸とその予防法

　上述から，不顕性誤嚥から始まり肺炎発症，そして，肺炎関連サルコペニアから肺炎再発症とともに顕性誤嚥および低栄養に至る“病態時間軸”が考えられる（図1）[4]．病態時間軸と重ね合わせると，全過程における上気道防御反射低下に対する予防を基軸に，栄養および運動介入，原因薬や修飾する背景疾患（特に，消化管）のコントロールに帰着する．そして，経口から十分な栄養摂取が困難な場合は，本人のリビングウィルに基づいて，

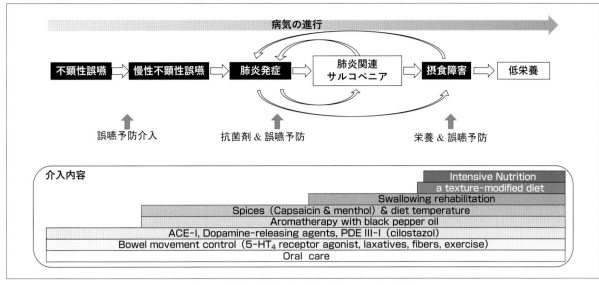

図 1. 誤嚥性肺炎・摂食嚥下障害の病態時間軸

経管栄養や，中心あるいは末梢静脈栄養など栄養摂取ルートを検討するアドバンス・ケア・プランニングの導入を行っていく．

1．上気道防御反射低下に対する予防法

誤嚥性肺炎発症メカニズムからサブスタンスP（SP）産生・放出促進や分解抑制をきたす薬物・非薬剤療法が基軸になる．

1）薬物療法

アンギオテンシン変換酵素（ACE）阻害剤はSP分解抑制作用，シンメトレルはドーパミン遊離促進作用，また，抗血小板剤のシロスタゾールは，PDEⅢ阻害作用により肺炎発症を予防する[4]．

2）非薬物療法

a）アロマテラピー：繰り返し誤嚥性肺炎を発症する高齢者の島皮質は活性低下を示すことが多い．施設入所高齢者における，黒胡椒アロマの介入（RCT，毎食前に1分間，1か月間）は，島皮質の血流の改善とともに，嚥下反射および嚥下運動回数が改善する[4]．嗅覚刺激による誤嚥予防は，就眠中や意識状態の低下している患者，その時点で絶食の方，慢性誤嚥，誤嚥由来と思われる一過性の発熱，繰り返す肺炎既往，人工呼吸器装着下の誤嚥予防に使いやすい．

b）食事：嚥下調整食のコアである"とろみ"は，水分に粘性を付加し通過する液体の流速を遅くすることで嚥下反射の遅延を代償し喉頭挙上時間を短縮することが期待できる．しかし，咽頭期の嚥下障害に対する，肺炎，誤嚥，脱水などをアウトカムとしたとろみ水の有用性の検討では，弱いエビデンスレベルである[10]．したがって，物性に加えて，食事の温度と香辛料も併せて留意したい．

舌咽や迷走神経知覚枝終末上の温度感受性のtransient receptor potential（TRP）チャネルである，熱い温度（≧60℃）に反応するTRPV1，冷たい温度（≦17℃）に反応するTRPM8刺激応答により，嚥下反射は鋭敏に改善する[4]．ロッジマンなどの報告に基づいたアイスマッサージを食前に行うことも有効である．

唐辛子の辛味成分であるカプサイシンは，TRPV1作動として，10^{-9}から10^{-11}log M/mlで，清涼感のあるミントの主成分であるメンソールは，TRPM8作動として，10^{-2}から10^{-4}Mの範囲で，咽頭における嚥下反射および嚥下運動を改善する[4]．したがって，誤嚥性肺炎発症の嚥下障害者の食事は，物性に加えて，熱くして食するものは熱く，冷たくして食するものは冷たく，適宜，適度なスパイスを加えた方が良い．

3）口腔ケア

口腔ケア介入（2年間）は，肺炎発症および死亡率を抑制することがよく知られている．食片や口腔内細菌の除去だけではなく，ブラッシング自身

が，知覚神経終末の機械的刺激となり上行性に島皮質を刺激し，上気道防御反射の改善を促す[4].

2．栄養介入

これまでにも，誤嚥性肺炎発症者は低栄養状態の人が多いことが知られている一方，そもそも肺炎発症群は摂取カロリーが少なかったという報告もある．必要エネルギー量（基礎代謝（ハリス・ベネディクト式）×活動係数（寝たきり）×ストレス係数（1.2）で算出）に基づいた栄養介入が，アルブミン製剤などを投与せずとも，栄養状態（血清総蛋白，アルブミン）の改善とともに肺炎発症が予防ができた前向きコホート研究が報告されており[4]，高齢者肺炎に対する積極的な栄養介入の重要性が示されている．

3．誤嚥性肺炎発症予防リハビリテーション介入

嚥下障害のリハビリテーションには，直接訓練と間接訓練がある．しかしながら，誤嚥性肺炎のリハビリテーションというものは特段ない．低下している上気道防御反射を改善して再誤嚥を防ぎ，また，誤嚥をしてもそれを感知して呼出するだけのフローを取り戻すことが primary outcome になる．また，何度も繰り返す肺炎発症および慢性誤嚥によりサルコペニアを起こすため，栄養療法と併せて，舌筋・呼吸筋のリハビリテーションを行うことは非常に有意義なものと考える．

栄養介入とともに，マウスピースを用いた舌筋のレジスタンストレーニング（8週間）の介入を行うと，半年～1年半の観察期間において，舌圧の強度とともに経口摂食能が高くなり，その結果，食事の物性制限が少なくなり，肺炎発症および重症度の減少が認められた[4]．急性期脳卒中嚥下障害患者を対象の，嚥下運動療法と嚥下調整食を併用した集中的嚥下リハビリテーションプログラム導入の無作為比較試験（RCT）は，低栄養と肺炎の発生率が減少することが示されている．また，経頭蓋磁気刺激，経頭蓋直流刺激，神経筋電気刺激，咽頭電気刺激の嚥下療法は，咽頭期障害のある高齢者の肺炎発生率を低減するのに有効であったと

の報告がある．

呼吸筋に対しては，適切な呼吸換気と呼気筋力を増加することにより，呼気圧を増加する expiratory muscle strength training（EMST）が試されている．脳血管障害患者個々の PEmax の 60% に設定し EMST（25回/日×5日×5週間）の介入を行ったところ，PEmax の増加（平均 $30\,cmH_2O$），咳反射感受性，咳衝動，咳フローの改善が認められた[11]．別の RCT 研究においては，PEmax（16.0 cmH_2O，95%CI：7.8～24.1）改善が認められても，咳フロー（4.6 l/min），努力性肺活量（FVC），$FEV_{1.0}$（1秒量）は対照群と比較して有意な変化は認めず[12]，メタ解析においては，EMST は嚥下機能（penetration-aspiration score）を改善したが自発性咳のピークフロー，咳フロー加速度，PEmax は増加は認められなかった[13]と一定した見解は定まっていない．

4．原因薬の整理

誤嚥性肺炎発症のメカニズムから，抗ドーパミン作用，抗コリン作用，骨格筋弛緩作用を有する薬剤は，中止あるいは他の作用機序の薬剤などに変更する[4].

5．背景疾患（特に消化管）のコントロール

消化管切除後のほか胃食道逆流による肺炎発症に加え，高齢者の腸管運動機能低下も肺炎発症の原因の1つである．モサプリドは，消化管内在神経叢の 5-HT_4 受容体作動による消化管運動促進作用により，胃切除後脳血管障害既往高齢患者の肺炎発症率（1年間）が低下したことが示されている．また，嘔吐時の誤嚥性肺臓炎を経験することもあるが，繊維質の食事を供することに加え，適宜便秘薬を使用して便通コントロールを行うと，嘔吐による（化学的）肺臓炎発症を抑制できることも示されている[4].

まとめ

病態時間軸（図1）を鑑みると，できるだけ進行しないように誤嚥予防を敷くことが病態を進行させない秘訣と考える．肺炎発症を繰り返し，"肺炎

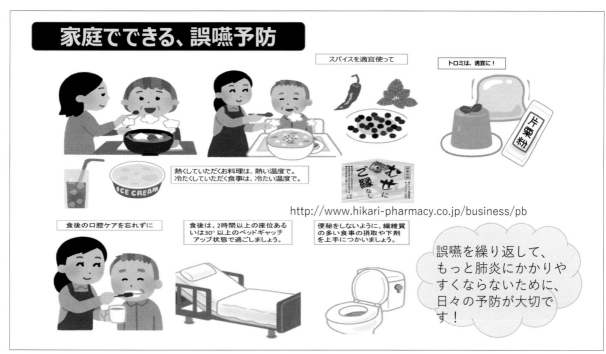

図 2. 家庭でできる誤嚥予防

関連サルコペニア" および "顕性誤嚥" を呈して
いる患者でも不顕性誤嚥予防を敷いていくこと
が，終末期への進行を遅くすることができるので
はないだろうか.

　我々の知見では，上記のような患者に，適正な抗
菌薬投与の他，早期からの口腔ケア，嚥下リハビリ
テーションの介入に加え，島皮質を直接活性化す
る黒胡椒アロマテラピー，TRP 受容体作動のスパ
イスや温度による上気道防御反射の改善，物性の
段階的引き上げとともに ACE 阻害剤などの内服
といった段階的摂食プロトコールを用いた方が，
用いない期間と比較して comorbidity index の増
加など身体機能低下が認められるにも関わらず，
摂食再開後の肺炎発症は有意に減少した[4].

　以上より，病態時間軸（図 1）を鑑みた，個々の
立ち位置の診断，立ち位置に応じた適切な薬物・
非薬物療法の介入を行っていくことが，成人肺炎
診療ガイドラインが提示する「個人の意思や QOL
を考慮した治療やケア」に叶うものと考える.

　「家庭でできる誤嚥予防」〔https://aspiration-
pneumonia.com〕は，在宅患者およびその家族へ
の誤嚥性肺炎発症予防の重要な教育資料と考える
（図 2）.

文　献

1) Okazaki T, et al：Association between sarcope-
nia and pneumonia in older people. *Geriatr
Gerontol Int*, **20**(1)：7-13, 2020.
　Summary　誤嚥性肺炎によるサルコペニア発症メ
　カニズムを記載した総説.

2) Okazaki T, et al：Respiratory Muscle Weakness
as a Risk Factor for Pneumonia in Older People.
Gerontology, **67**(5)：581-590, 2021.
　Summary　肺炎発症者の呼吸筋量および呼吸筋力
　低下，また，脂肪量が肺炎再発症因子であること
　を報告.

3) Muhle P, et al：Effects of cognitive and motor
dual-tasks on oropharyngeal swallowing
assessed with FEES in healthy individuals. *Sci
Rep*, **10**(1)：20403, 2020.

4) Ebihara T：Comprehensive Approaches to Aspi-
ration Pneumonia and Dysphagia in the Elderly
on the Disease Time-Axis. Review. *J Clin Med*,
11(18)：5323, 2022.
　Summary　誤嚥性肺炎発症，摂食嚥下障害および
　低栄養に至るメカニズムを解明体系化して病態
　時間軸を提唱した本稿の基礎となっている論文.

5) Ebihara T, et al：Prognostic factors of 90-day
mortality in older people with healthcare-associ-
ated pneumonia. *Geriatr Gerontol Int*, **20**(11)：
1036-1043, 2020.

Summary 上気道防御反射は，90 日以内の死亡予測因子でもあり，ある程度進行しても上記の反射低下の改善を試みることを進める論文.

6) Ebihara S, et al：Impaired efficacy of cough in patients with Parkinson disease. *Chest*, **124**(3)：1009-1015, 2003.

7) Hu S, et al：Changes in cerebral morphometry and amplitude of low frequency fluctuations of BOLD signals during healthy aging：correlation with inhibitory control. *Brain Struct Funct*, **219**(3)：983-994, 2014.

8) Folstein M, et al：Functional expressions of the aging brain. *Nutr Rev*, **68**(Suppl 2)：S70-73, 2010.

9) Ebihara T, et al：Cough reflex sensitivity and urge-to-cough deterioration in dementia with Lewy bodies. *ERJ Open Res*, **6**(1)：00108-2019, 2020.
Summary レビー小体型認知症では，アルツハイマー型認知症より咳感受性だけでなく，咳衝動が低下していることを示した論文.

10) Beck AM, et al：Systematic review and evidence-based recommendations on texture modified foods and thickened liquids for adults (above 17 years)with oropharyngeal dysphagia—An updated clinical guideline. *Clin Nutr*, **37**：1980-1991, 2018.

11) Hegland KW, et al：Rehabilitation of swallowing and cough functions following stroke：An expiratory muscle strength training trial. *Arch Phys Med Rehabil*, **97**(8)：1345-1351, 2016.

12) Templeman L, Roberts F. Effectiveness of expiratory muscle strength training on expiratory strength, pulmonary function and cough in the adult population：a systematic review. *Physiotherapy*, **106**：43-51, 2020.

13) Wang Z, et al：Effect of expiratory muscle strength training on swallowing and cough functions in patients with neurological diseases：A meta-analysis. *Am J Phys Med Rehabil*, **98**(12)：1060-1066, 2019.

四季を楽しむ

ビジュアル嚥下食レシピ

好評書

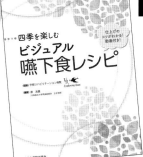

監修・執筆 宇部リハビリテーション病院
田辺のぶか，東　栄治，米村礼子

Swallowing Team

編集 原　浩貴(川崎医科大学耳鼻咽喉科　主任教授)

2019年2月発行　B5判　150頁　定価3,960円(本体3,600円＋税)

見て楽しい、食べて美味しい、四季を代表する22の嚥下食レシピを掲載！
お雑煮からバーベキュー、ビールゼリーまで、イベント食、お祝い食に大活躍！
詳細な写真付きの工程説明と、仕上げのコツがわかる動画で、作り方が見て
わかりやすく、嚥下障害の基本的知識も解説された、充実の1冊です。

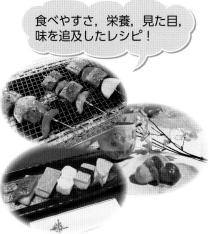

食べやすさ，栄養，見た目，味を追及したレシピ！

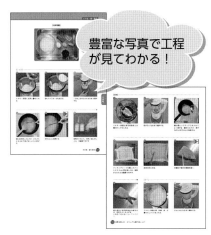

豊富な写真で工程が見てわかる！

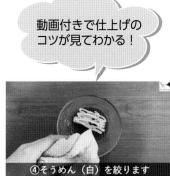

動画付きで仕上げのコツが見てわかる！

④そうめん（白）を絞ります

全日本病院出版会
〒113-0033　東京都文京区本郷3-16-4　Tel:03-5689-5989
www.zenniti.com　Fax:03-5689-8030

MB Med Reha **No.286**：**42-47**, 2023

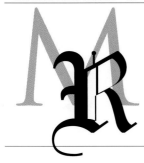

特集／在宅でみる呼吸器疾患のリハビリテーション診療

肥満に関連する呼吸障害患者の在宅呼吸リハビリテーション診療

三浦平寛*

　Abstract　閉塞性睡眠時無呼吸症候群と肥満低換気症候群は，肥満に関連する呼吸障害である．BMI(body mass index)≧35 は高度肥満と定義され，呼吸障害の合併率が高く，治療抵抗性であることが多い．治療には持続気道陽圧呼吸(continuous positive airway pressure；CPAP)，口腔内装置(oral appliance；OA)，減量が挙げられる．CPAP 治療は，症状が強い症例や中等症～重症例では第 1 選択の治療である．さらに肥満患者では減量が有効な治療法であり，積極的に行う必要がある．食事療法，運動療法，行動療法による包括的リハビリテーション診療の効果は認められているが，リバウンドが懸念されるため，患者によっては定期的なフォローを考慮する必要がある．また，治療抵抗性の症例では，肥満減量手術といった外科的介入を行う場合もある．

　Key words　肥満症(obesity)，睡眠時無呼吸症候群(sleep apnea syndrome)，肥満低換気症候群(obesity hypoventilation syndrome)

肥満と肥満症

　肥満の定義は，脂肪組織が過剰に蓄積した状態で，体格指数(body mass index；BMI＝体重[kg]／身長 [m]^2)≧25 のもの，とされている．日本肥満学会では，25≦BMI<30 を肥満 1 度，30≦BMI<35 を肥満 2 度，35≦BMI<40 を肥満 3 度，40≦BMI を肥満 4 度と分類しており，BMI≧35(≧肥満 3 度)を高度肥満と定義している．肥満があり，肥満に起因ないし関連する健康障害を合併するか，その合併が予測され，医学的に減量を必要とする病態を肥満症と定義している．肥満と定義されたもの(BMI≧25)のうち，**表 1**[1]に示す「肥満症の診断に必要な健康障害」を合併している場合，肥満症と診断される．この肥満症の診断に必要な健康障害の中に，本稿のテーマである「閉塞性睡眠時無呼吸症候群(obstructive sleep apnea syndrome；OSAS)・肥満低換気症候群(obesity

hypoventilation syndrome；OHS)」が含まれている．ちなみに肥満症の診断には含めない肥満に起因ないし関連する健康障害(**表 1**)[1]もあり，診断の際には注意していただきたい．ただし，内臓脂肪型肥満は健康障害の合併リスクが高いため，現在健康障害を伴っていなくとも肥満症と診断する．ウエスト周囲長のスクリーニングにより内臓脂肪蓄積を疑われ，腹部 CT 検査などによって内臓脂肪面積≧100 cm^{2}が測定されれば，内臓脂肪型肥満と診断する．

　ここで BMI≧35 の高度肥満の特徴について述べたい．高度肥満は肥満 1～2 度の肥満と比較して，代謝関連の健康障害のほかに呼吸障害，運動器疾患，肥満関連腎臓病，心不全，静脈血栓，皮膚疾患さらに精神的問題の存在が挙げられる．肥満症診療ガイドラインではエビデンスレベル I として，高度肥満では心不全，呼吸不全，静脈血栓，閉塞性睡眠時無呼吸症候群，肥満低換気症候群，

---

* Takahiro MIURA，〒 980-8574 宮城県仙台市青葉区星陵町 1-1　東北大学大学院医学系研究科内部障害学分野，助教

表 1．肥満に起因ないし関連する健康障害

```
1．肥満症の診断に必要な健康障害

   1）耐糖能障害(2型糖尿病・耐糖能異常など)
   2）脂質異常症
   3）高血圧
   4）高尿酸血症・痛風
   5）冠動脈疾患
   6）脳梗塞・一過性脳虚血発作
   7）非アルコール性脂肪性肝疾患
   8）月経異常・女性不妊
   9）閉塞性睡眠時無呼吸症候群・肥満低換気症候群
  10）運動器疾患(変形性関節症：膝関節・股関節・手指関節，変形性脊椎症)
  11）肥満関連腎臓病

2．肥満症の診断には含めないが，肥満に関連する健康障害

   1）悪性疾患：大腸がん・食道がん(腺がん)・子宮体がん・膵臓がん・腎臓がん・乳がん・肝臓がん
   2）胆石症
   3）静脈血栓症・肺塞栓症
   4）気管支喘息
   5）皮膚疾患：黒色表皮腫や摩擦疹など
   6）男性不妊
   7）胃食道逆流症
   8）精神疾患
```

(文献1より引用)

運動器疾患の合併に注意するよう記載されている[1]．高度肥満症では健康障害がそもそも顕著であることに加えて，肥満症治療としてまず行う食事療法，運動療法，行動療法に抵抗性であることが多く，薬物療法や肥満減量手術を考慮する必要がある．また，多くの患者が心理社会的な問題を有しており，治療抵抗性の原因となっている場合もある．患者が一度減量に成功したとしても医療者としては，体重が「リバウンド」しないようにフォローすることが重要であり，治療抵抗性である高度肥満症ではなおさら注意したいところである．

肥満関連の呼吸障害

まず，OSAS が挙げられる．OSAS は，高度肥満では合併率が高く，38〜88％と言われている[1]．睡眠時間1時間あたりの無呼吸と低呼吸の総数を無呼吸低呼吸指数(apnea hypopnea index；AHI)といい，AHI≧5 以上の時，睡眠関連呼吸障害(sleep related breathing disorderes；SRBD)あり，あるいは閉塞性睡眠時無呼吸(obstructive sleep apnea；OSA)とする．OSA 患者が，① 眠気，充足感のない睡眠，疲労感，あるいは不眠を訴える，② 呼吸停止，あえぎ，窒息感を伴い覚醒する，③ ベッドパートナーや他の観察者が患者の習慣性いびき，呼吸の中断またはその両方を確認する，④ 高血圧，気分障害，認知機能障害，冠動脈疾患，脳卒中，うっ血性心不全，心房細動，または2型糖尿病と診断されている，のいずれか1つが存在する場合で，睡眠ポリグラフ検査(polysomnography；PSG)で睡眠1時間あたり，または必要なパラメータを測定できる携帯用モニター(portable monitor；PM)で記録時間1時間あたり5回以上の中枢性優位ではなく閉塞性優位な呼吸イベント(閉塞性あるいは混合性無呼吸，低呼吸や呼吸努力関連覚醒)が認められる場合，または①〜④ の臨床症状がなくても PSG，PM にて同15回以上の主として閉塞性呼吸イベントが認められた場合，OSAS と診断される．5≦AHI<15 は軽症，15≦AHI<30 は中等症，AHI≧30 は重症に分類される．

慢性的な OSAS は，低酸素血症による多血症，高血圧症，狭心症，心不全などの原因となり，さらに低換気の合併は重篤な心不全を誘発する可能

性がある．肥満症患者では，質問紙などで問診を行い，簡易検査でスクリーニングを行うべきである．当科では肥満減量目的に入院した患者では基本的に全例実施しており，OSASが疑われた場合，院内の睡眠時無呼吸症候群(sleep apnea syndrome；SAS)外来に紹介し，PSGをお願いしている．

高度肥満では覚醒中であっても動脈血二酸化炭素分圧($PaCO_2$)が下がらないOHSに注意が必要であり，呼吸不全に至る例もあるため，治療が必要な症例を見逃さないことが重要である．OHSとは，BMI≧30で覚醒中の動脈血二酸化炭素分圧($PaCO_2$)値>45 TorrでSRBDがあり，$PaCO_2$値の上昇をきたす他疾患がない場合と定義されている．OHSの約90%にOSAを伴い，ガス交換障害が高度であるため，循環器系合併症を惹起しやすく，低換気の肥満よりも予後が悪い[1]．OHSは，広義の肺胞低換気症候群のうち肥満を伴うものとして分類され，OSASのうち高度肥満と肺胞低換気を伴った重症型と考えることもできる．欧米のOHSのBMIの平均はおよそ44程度であるが[2]，我が国の2014年の報告では36.7であった[3]．欧米と我が国のBMI≧30のOSA患者のOHSの頻度はほぼ同じであり，我が国ではOSAと同様にBMIが低くてもOHSになりやすいと指摘されている．

肥満症の診断には含めないが，肥満に関連する呼吸障害として，気管支喘息が挙げられる．肥満は喘息の発症および増悪の危険因子であり，BMIが高いほど喘息発症のリスクが高い．肥満にある喘息患者において，減量により喘息発作が減少し(エビデンスレベルⅠ，推奨グレードA)，喘息患者のQOLも改善すると言われてるが，10%以上の減量が必要であるとする報告もある[4]．

閉塞性睡眠時無呼吸症候群，肥満低換気症候群の治療

OSAS治療として，持続気道陽圧呼吸(continuous positive airway pressure；CPAP)，口腔内装置(oral appliance；OA)，そして減量が挙げられる．CPAP治療はOSAによる日中眠気などの臨床症状が強い症例，および中等症〜重症例では第1選択として推奨されている[5]．肥満患者では減量は有効な治療法であり，減量に伴ってAHIが改善することが示されており，積極的に行う必要がある(エビデンスレベルⅡ，推奨グレードA)．ただし，高度肥満症では効果が不十分な場合も多い．肥満減量手術は内科的治療と比較してOSASの改善効果に優れるとされるが，未治療のOSASは周術期合併症リスクが高く，肥満減量手術の際には，術前からCPAP導入が推奨される[6]．しかしながら，通常，減量には月単位で時間がかかり，その患者に有効な減量目標値が不明なため，CPAPやOAでの治療介入を行いながら，減量に励んでもらうこととなる．CPAP，OA，減量で治療が難しい場合，明らかな解剖学的異常がある場合は，口蓋垂軟口蓋咽頭形成術や顎顔面形成術といった外科的手術を行う場合がある．

閉塞性睡眠時無呼吸症候群，肥満低換気症候群のリハビリテーション診療

初期の減量目標を5〜10%に設定し，まず食事，運動，行動療法を開始して減量を目指す．内科医(呼吸器内科，循環器内科，糖尿病代謝科など)，消化器外科医，看護師，薬剤師，管理栄養士，理学療法士らと連携を取り多職種で介入・フォローアップする必要がある．

食事療法は，20〜25 kcal/kg×目標体重／日以下の低エネルギー食を開始し，目標達成を目指す．3〜6か月経過しても目標が達成できない場合，600 kcal/日以下の超低エネルギー食を検討する．しかし，重篤な健康障害の合併例や手術前など急速に減量が必要なケースでは，早期から超低エネルギー食も検討する[1]．

運動療法において，高度肥満症患者では，運動器障害などで運動療法が困難な場合が多い．水泳，アクアビクス，エルゴメータ，クロストレーナー，レジスタンス運動が適している．当院では

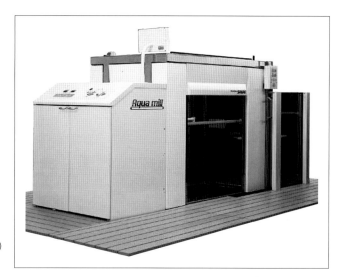

図 1.
水中トレッドミル
アクアミル（HM-200，酒井医療）

表 2. 肥満患者に推奨される運動処方

	有酸素運動 （aerobic exercise）	レジスタンス運動 （resistance exercise）	柔軟体操 （flexibility exercise）
頻　度 （Frequency）	≧5日／週	2〜3日／週	≧2〜3日／週
強　度 （Intensity）	初期強度は中等度［酸素摂取予備能 or HRR の40〜59%］．より大きな効果を得るには高強度［酸素摂取予備能 or HRR の≧60%］	1 RM の60〜70%．筋力と筋肉量を増やすために徐々に増やす．	抵抗を感じたりややきつく感じるところまで伸長する．
時　間 （Time）	30分／日（150分／週）．60分／日（250〜300分／週）以上に増やす．	主要な筋肉群毎に8〜12回を2〜4セット	静的ストレッチを10〜30秒保持．各運動を2〜4回繰り返す．
種　類 （Type）	ウォーキング，サイクリング，水泳などの大きな筋肉群を使った持続的なリズミカルな活動	レジスタンスマシーンもしくはフリーウエイト	静的，動的，PNF

HRR：heart rate reserve（予備心拍数），1 RM：1 repetition maximum（最大1回反復重量），PNF：proprioceptive neuromuscular facilitation（固有受容性神経筋促通法）

（文献7より引用）

アクアミル（酒井医療）（**図 1**）という水中トレッドミルを使った水中ウォーキングを積極的に行っている．ただ耐荷重や幅などの問題から各機器を使用できない場合もあり，その際には上肢エルゴメータやベッドサイドにてポータブルタイプの下肢エルゴメータを実施している．それらも難しいような場合には，少しでも座位を減らす，身の回りの作業を増やすなど，身体活動量の増加を提案する．個々の身体状況や運動の嗜好を確認し，患者個人に対して柔軟に対応するよう努める．米国スポーツ医学会のガイドラインで推奨されている運動処方を**表 2**[7]に示す．本邦では肥満患者へのリハビリテーション治療は保険適用となっていないが，高度肥満では変形性関節症などの整形外科疾患を合併している場合が多く，その際には運動器

リハビリテーション，心疾患の合併や運動耐容能が低下している際には，心大血管疾患リハビリテーションとして実施している．

　当科入院肥満患者では，可能な限り全例に心肺運動負荷試験（cardiopulmonary exercise test；CPX）を入退院時や外来フォローにて評価している（**図 2**）．結果の向上が減量モチベーションの維持につながる．トレッドミルは海外から取り寄せた耐荷重230 kgのものを利用している．歩行が難しい方や転倒リスクが高い場合には，エルゴメータを使用している．ただエルゴメータの耐荷重が135 kgのため，それを超える体重の患者では上肢エルゴメータで実施したり，脂肪などでエルゴメータをうまくこげない患者ではリカンベント式エルゴメータで実施したりと患者ごとに工夫して

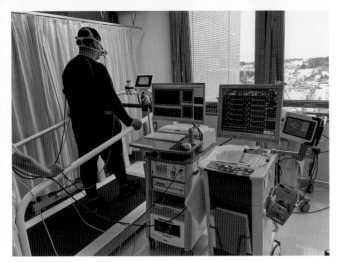

図 2. 高度肥満症患者への心肺運動負荷試験

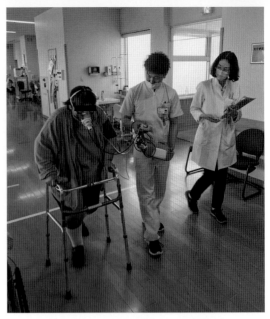

図 3. ポータブル呼気ガス分析装置

いる．中等症から重症の未治療 OSA 肥満患者では，対照群と比較して運動耐容能の低下を認め，換気応答の低下に関連する最大運動時の呼気終末二酸化炭素分圧（$PETCO_2$）の上昇という独特なCPX のパターンを示したが，CPAP 治療によりそれらは改善したと報告されている[8]．未治療のOSA の存在が運動耐容能を低下させるが，運動療法や CPAP 治療によって運動耐容能が改善する可能性がある．また，OSAS は心血管疾患と関連があることから，当科では心不全など心疾患を合併している肥満患者では，CPX に加えて図3のようにポータブルタイプの呼気ガス分析装置を用いて代謝当量（metabolic equivalents；METs）を測定し，その患者の生活スタイルに寄り添った運動処方・指導を行っている．

行動療法として第 1 に行うべきは，体重のレコーディングである．肥満患者では，もともと体重を測る習慣がない，あるいは測定を避ける傾向がある．病気に対する恐怖から距離を置き，生活改善という困難な問題は先送りしようとするハイラムダスタイルという行動心理特性を持つ傾向がある．医療者は，この行動心理は恐怖心や低い自己効力感の裏返しであると理解し，まずは体重が増えても責められないという安心感を患者に与え

る必要がある．また，当科では歩数計やウェアラブル端末，スマートフォンなどを常に携帯していただき，活動量のレコーディングを促している．OSA と身体活動との関連が報告されており，身体活動レベルの低い群と比較して，身体活動レベルが高い群では，OSA 発症の相対リスクが 0.877 と低かった[9]．また，身体活動量を高く維持することが減量につながるため，身体活動の維持は重要であると考えている．

肺胞低換気症候群への単一施設無作為比較試験において，非侵襲的換気を含む標準治療群と標準治療に 3 か月の運動，栄養などの包括的リハビリテーションプログラムを追加した群とを比較したところ，包括的リハビリテーションプログラム群では 3 か月後の体重減少率が有意に大きく，運動能力や QOL を有意に改善した．しかしながら，12 か月後には体重減少率に差がなかったと報告されている[10]．この研究結果から運動療法や食事療法などリハビリテーション診療の効果は，介入を終了してしまうと持続しにくく，在宅でのリハビリテーションの重要性が示唆される．したがって，CPAP の外来管理と同時に可能な限り体重と活動量の経過を追い，定期的な身体機能や運動耐容能などの評価を行うことが重要であると考える．

文 献

1) 日本肥満学会編：肥満症診療ガイドライン 2022, ライフサイエンス出版, 2022.

2) Masa JF, et al：Obesity hypoventilation syndrome. *Eur Respir Rev*, **28**(151)：180097, 2019.

3) Harada Y, et al：Obesity hypoventilation syndrome in Japan and independent determinants of arterial carbon dioxide levels. *Respirology*, **19**(8)：1233-1240, 2014.

4) Ma J, et al：Behavioral weight loss and physical activity intervention in obese adults with asthma. A randomized trial. *Ann Am Thorac Soc*. **12**(1)：1-11, 2015.

5) 日本呼吸器学会監修：睡眠時無呼吸症候群(SAS)の診療ガイドライン 2020, 南江堂, 2020.

6) Memtsoudis SG, et al：Society of Anesthesia and Sleep Medicine Guideline on Intraoperative Management of Adult Patients With Obstructive Sleep Apnea. *Anesth Analg*, **127**(4)：967-987, 2018.

7) Liguori G：ACSM's Guideines for Exercise Testing and Prescription, 11th ed, WOLTERSKLUWER, 2022.

8) Vecchiato M, et al：Cardiopulmonary exercise testing in patients with moderate-severe obesity：a clinical evaluation tool for OSA?. *Sleep Breath*, **26**(3)：1115-1123, 2022.

9) Mônico-Neto M, et al：Physical activity as a moderator for obstructive sleep apnoea and cardiometabolic risk in the EPISONO study. *Eur Respir J*, **52**(4)：1701972, 2018.

10) Mandel S, et al：Nutrition and Exercise Rehabilitation in Obesity hypoventilation syndrome (NERO)：a pilot randomised controlled trial. *Thorax*, **73**(1)：62-69, 2018.

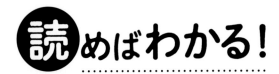

読めばわかる！

臨床不眠治療

―睡眠専門医が伝授する不眠の知識―

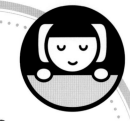

著 **中山明峰** 名古屋市立大学睡眠医療センター長

2019年6月発行　B5判　96頁
定価 3,300円（本体 3,000円＋税）

睡眠専門医の中山明峰先生による、不眠治療のノウハウがこの1冊に！

2018年度診療報酬改定に伴って、睡眠薬処方に大きな変化が生まれた今、
知っておくべき不眠治療の知識が凝縮されています。
不眠治療に関わるすべての医師に必要な不眠の知識を、中山信一氏のイラスト
とともにわかりやすく解説！

好評

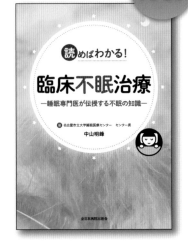

CONTENTS

1. はじめに
2. 睡眠の基礎知識
3. 不眠症（不眠障害）とは
4. 睡眠薬の過去～現在
5. ベンゾジアゼピン製剤の問題点と離脱
6. ガイドラインが意図するところ
7. 睡眠薬の現在～未来
8. 症例提示
- 巻末付録

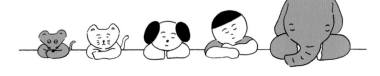

全日本病院出版会

〒113-0033 東京都文京区本郷 3-16-4　Tel:03-5689-5989
www.zenniti.com　Fax:03-5689-8030

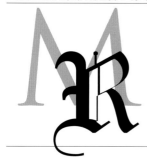

特集／在宅でみる呼吸器疾患のリハビリテーション診療

慢性血栓塞栓性肺高血圧症(CTEPH)患者の在宅呼吸リハビリテーション

稲垣　武[*1]　田邉信宏[*2]

Abstract　近年，慢性血栓塞栓性肺高血圧症を含む肺高血圧症患者に対する呼吸リハビリテーションの報告が散見され，運動耐容能や健康関連 QOL 改善の短期的な効果や安全性が示されている．2022 年の欧州心臓病学会/欧州呼吸器学会のガイドラインでも，「薬物療法を行っている患者に対する監視下の運動療法」はクラスⅠと推奨されるようになった．一方，本邦における本症以外の慢性呼吸器疾患に対する呼吸リハビリテーションは在宅で非監視下に行われることが少なくない．本症においても，治療を変更していない安定期の患者であれば運動療法を中心とした在宅呼吸リハビリテーションにより運動耐容能，健康関連 QOL，身体活動性の改善効果が期待できるが，心不全のリスクもあるため，慎重な症例選択，十分なリスク管理と患者教育，スタッフの習熟，医療者間の密な連携の上で症例を蓄積していくことが重要である．

Key words　慢性血栓塞栓性肺高血圧症(chronic thromboembolic pulmonary hypertension)，呼吸リハビリテーション(pulmonary rehabilitation)，非監視下運動療法(unsupervised exercise training)，安全性(safety)

はじめに

慢性血栓塞栓性肺高血圧症(chronic thrombo-embolic pulmonary hypertension；CTEPH)は，器質化した血栓により，肺動脈が狭窄，閉塞し，その結果肺高血圧症を合併し，労作時呼吸困難などの臨床症状が認められる病態の総称であり，その定義は，右心カテーテル検査(right heart catheterization；RHC)で測定した安静臥位の平均肺動脈圧(mean pulmonary arterial pressure；mPAP)≧25 mmHg とされてきた．しかし，第6回国際会議を経て，2022 年の欧州心臓病学会(European Society of Cardiology；ESC)/欧州呼吸器学会(European Respiratory Society；ERS)のガイドラインではその定義が mPAP＞20 mmHg に変更となった[1]．本症は，肺動脈圧の上昇とそ

れに伴う運動時の心拍出量低下を主病態とし，進行すると呼吸困難や運動耐容能低下，失神，心不全などが生じる難治性疾患である[2]．CTEPH に対する治療は，肺動脈内膜摘除術(pulmonary end-arterectomy；PEA)やバルーン肺動脈形成術(pulmonary balloon angioplasty；BPA)などがあり，それらの技術の発展に伴って治療成績が著しく向上してきた[3]．その一方で，手術適応にならない末梢型の症例や，術後の遺残肺高血圧に対して薬物療法が用いられるが，それ以外の確立した治療法はない．

CTEPH と肺動脈性肺高血圧症(pulmonary arterial hypertension；PAH)患者に対する呼吸リハビリテーション・運動療法は，2006 年の Mereles ら[4]による世界初のランダム化比較試験(randomized control trial；RCT)を皮切りにその報告が散

[*1] Takeshi INAGAKI，〒 260-8670 千葉県千葉市中央区亥鼻 1-8-1　千葉大学医学部附属病院リハビリテーション部
[*2] Nobuhiro TANABE，千葉県済生会習志野病院，副院長／呼吸器内科

見されるようになり，近年はメタ分析においても
その効果と安全性が認められ[5]，治療後で病状が
安定している患者に対する監視下運動療法は最新
のガイドライン上でも推奨されている[1]．しかし，
専門施設で監視下に行われる呼吸リハビリテー
ションは本邦では実施が難しい場合も多く，他疾
患に対する呼吸リハビリテーションと同様に在宅
で非監視下に行えるプログラムの立案が望ましい．

本稿では，CTEPH 患者に対する呼吸リハビリ
テーションの動向について触れた上で，当院にお
ける在宅での自主トレーニング(Home-ex)を主
体とした呼吸リハビリテーションの実際について
述べる．

慢性血栓塞栓性肺高血圧症患者に対する
リハビリテーション

近年，欧州を中心に PAH と CTEPH 患者に対
する呼吸リハビリテーションの報告が散見され
る．2016年に Ehlken ら[6]によって報告されたRCT
では，薬物治療に変更がない PAH と CTEPH 患
者を対象に低強度の運動療法や呼吸筋トレーニン
グ，精神的なサポートなどを入院で3週間，在宅
で12週間実施することよって運動耐容能，健康関
連 quality of life(QOL)，更には安静時の mPAP
や運動時の心係数などの肺血行動態に対する改善
効果が示された．また，欧州における大規模な多
施設共同研究でも同様の効果が認められ，運動に
関連する有害事象も認めなかったと報告されてい
る[7]．こういった既報告を踏まえて，「薬物療法を
行っている PAH 患者における監視下の運動療法」
は，2015 年の ESC/ERS ガイドラインではクラス
Ⅱa とされていたが，2022 年の同ガイドラインで
はクラスⅠと推奨されるようになった．

CTEPH に対する呼吸リハビリテーションの効
果は PAH に対するものと同様と考えられてお
り[3]，PEA 後[8]，BPA 後[9]，更には手術困難例や
PEA 後遺残肺高血圧に対する薬物療法中[10]にお
いても運動耐容能を中心とした改善効果が認めら
れている．その一方で，在宅呼吸リハビリテー
ションに特化した報告は少ない．我々は，3か月
以上治療を変更していない中等症〜重症の
CTEPH 患者に対して，Home-ex を主体とした外
来呼吸リハビリテーションを実施し，その効果を
検証した[11]．プログラムの詳細は後述するが，3か
月間の呼吸リハビリテーション実施後，6分間歩
行距離，大腿四頭筋筋力，健康関連 QOL，身体活
動量，呼吸困難が有意に改善した(図1)．また，
追加の解析で，心エコーで測定した三尖弁圧較差
は，呼吸リハビリテーション開始3か月後(プログ
ラム終了時)，終了1年後において有意な変化・増
悪を認めなかった．以上から，呼吸リハビリテー
ションは薬物療法の効果に上乗せして，運動耐容
能や筋力，健康関連 QOL を更に改善させ，安全
に実施できることが示唆された．

当院における CTEPH 患者に対する
呼吸リハビリテーションの実際

当院における CTEPH 患者に対する呼吸リハビ
リテーションは，呼吸器リハビリテーション料
(Ⅰ)の診療報酬に準じて 90 日間の算定期限の範
囲で実施している．当院は遠方の患者も多く，1
か月に1回の診療科外来受診日に合わせて介入す
る例がほとんどであるため，Home-ex を主体と
している．プログラムの構成としては，特に軽症
例では低負荷運動療法の指導を中心に行うが，症
状や重症度によって，適宜日常生活動作(activi-
ties of daily living；ADL)練習や応用動作の指導，
患者教育などを実施している(図2)．以下に，各
プログラムについて述べる．

1．運動療法

筋力増強運動は，自重もしくはセラバンドなど
の簡易的な道具を用いた四肢・体幹のトレーニン
グ5〜7種類程度を指導している(図3)．有酸素運
動は，低強度(40〜60%VO_2 peak，40〜60% Heart
rate reserve，修正 Borg scale 2[軽度の呼吸困
難])を目安に 20 分程度の散歩を実施するよう指
導する．また，近年報告が散見されている吸気筋
トレーニングも呼吸筋力，運動耐容能，呼吸困難

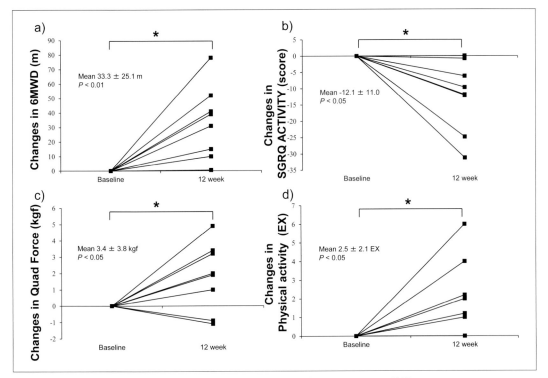

図 1. CTEPH 患者に対するリハビリテーションの効果

在宅中心のリハビリテーション(12 週間)を行い,6 分間歩行距離(6MWD)(a),健康関連 QOL スコア (St. George's Respiratory Questionnaire:SGRQ)(b),大腿四頭筋筋力(Quad Force)(c),身体活動性 (d)の改善を認めた.

(文献 11 より引用)

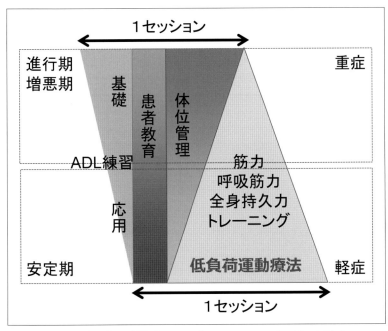

図 2. 重症度と時期別のリハビリテーションプログラム構成

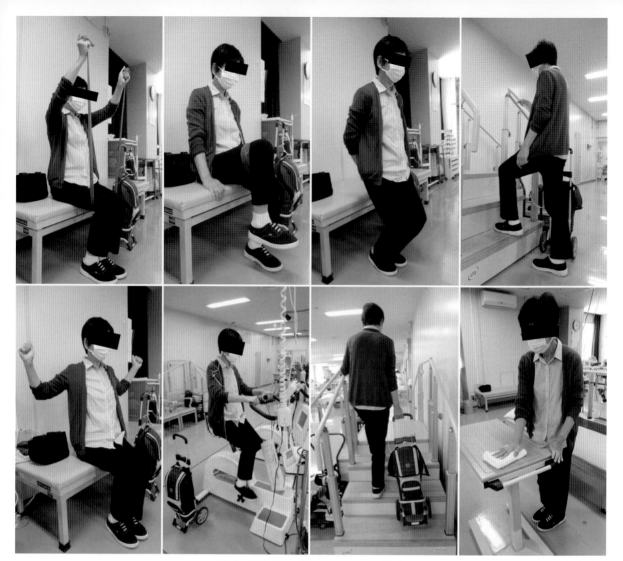

図 3. 呼吸リハビリテーションの様子

a	b	c	d
e	f	g	h

    a，b：筋力増強運動（坐位）   c，d：筋力増強運動（立位）
    e：呼吸体操   f：全身持久力運動
    g，h：応用動作練習

などの改善効果が期待されるため[12]，当院でも可能な患者には併用している．

2．ADL 練習

　必要に応じて ADL 練習や応用動作の指導を実施している（**図 3**）．具体的には，呼吸困難を伴う動作を聴取し，その動作の主動作筋のトレーニングを Home-ex に組み込み，さらには安楽な動作方法や休息のタイミング，福祉用具の紹介などを実施している．また，本症患者は在宅酸素療法を導入している例が多いため，酸素ボンベの運搬のコツや，各種酸素ボンベ運搬デバイスの使用評価

なども行う．それらにより，患者が少しでも安全かつ安楽に日常生活を送れ，更には患者の活動性が可及的に向上するよう心がけている．

3．患者教育・リスク管理

　疾患の特徴や心不全のリスクについて患者に説明したうえで，体重推移や浮腫，脈拍数や血圧，自覚症状などをセルフモニタリングできるように患者教育を行う．当院では，外来で呼吸リハビリテーションを受けている患者に対して療養日誌（**表1**）を配布し，毎日記載するよう指導している．また，受診日でなくても，体重増加・自覚症状の

表 1. 療養日誌

日　付		月　日	月　日	月　日	月　日	月　日
体　重	朝一番					
体　温	朝一番					
息切れ	会話時					
	歩行時					
痰の回数	なし					
	少ない					
	やや多い					
	非常に多い					
痰の量	ほとんどなし					
	少量					
	中等量					
	大量					
咳の回数	なし					
	少ない					
	やや多い					
	非常に多い					
喘　鳴	なし					
	軽くある					
	やや強い					
	非常に強い					
食　欲	良好					
	低下					
	不良					
夜間睡眠	安眠できた					
	時々目が覚めた					
	夜通し眠れず					
酸素療法	吸入時間					
	流量(L/分)					
リハビリ	筋トレ(回数)					
	呼吸体操(回数)					
	腹式呼吸(分)					
	歩行運動(時間)					

増悪を認めた場合には適宜運動を中断し，主治医に診察を依頼することにしている．中止基準は，リハビリテーション医学会のガイドラインと既報告[13]を参考に作成した当院の基準を用いている（表2）．幸い，今までに心不全増悪や運動継続の中断，予約外受診に至った例は経験していないが，非監視下に呼吸リハビリテーションを実施する上では，慎重な症例選択，患者教育，スタッフの習熟，医師との密な連携などが非常に大事な点であると考えている．

まとめ

CTEPH 患者に対する Home-ex を主体とした呼吸リハビリテーションについて解説した．現状，治療を変更していない安定期の本症患者に対する監視下運動療法の短期的な効果・安全性のエ

表 2. 当院における肺高血圧症患者のリハ
ビリテーション中止基準

• 自覚症状	修正 Borg scale 5 以上の呼吸困難 眩暈や冷や汗，倦怠感の出現
• 血圧	開始時収縮期血圧が 80 mmHg 以下 実施中 10 mmHg 以上の低下 脈圧が 10 mmHg 以下
• 心拍数	開始時の心拍数が 110 bpm 以上 実施中の心拍数が 120 bpm 以上
• SpO_2	実施中の SpO_2 が 85% 以下
• その他	不整脈の出現や増加

ビデンスは確立されつつあるが，重症例に対する運動療法が原病を悪化させる懸念は残る．そのため，適切にリスク管理・患者教育を行うことで安全対策を十分に講じる必要がある．今後は，非監視下の運動療法・呼吸リハビリテーションが運動時の肺血行動態に及ぼす効果（中枢効果）の検討や運動時肺高血圧を踏まえた適切な運動処方・患者選択基準・リスク管理方法の明確化が望まれる．

文 献

1) Humbert M, et al：2022 ESC/ERS Guidelines for the diagnosis and treatment of pulmonary hypertension. *Eur Respir J*, **61**(1)：2200879, 2023.
Summary 肺高血圧症の診断と治療に関する欧州心臓病学会/欧州呼吸器学会の最新のガイドライン.

2) Nootens M, et al：Understanding right and left ventricular systolic function and interactions at rest and with exercise in primary pulmonary hypertension. *Am J Cardiol*, **75**(5)：374-377, 1995.

3) Delcroix M, et al：ERS statement on chronic thromboembolic pulmonary hypertension. *Eur Respir J*, **57**(6)：2002828, 2021.

4) Mereles D, et al：Exercise and respiratory training improve exercise capacity and quality of life in patients with severe chronic pulmonary hypertension. *Circulation*, **114**(14)：1482-1489, 2006.

5) Zeng X, et al：Effectiveness and safety of exercise training and rehabilitation in pulmonary hypertension：asystematic review and meta-analysis. *J Thorac Dis*, **12**(5)：2691-2705, 2020.

6) Ehlken N, et al：Exercise training improves peak oxygen consumption and haemodynamics in patients with severe pulmonary arterial hypertension and inoperable chronic thromboembolic pulmonary hypertension：a prospective, randomized, controlled trial. *Eur Heart J*, **37**(1)：35-44, 2016.

7) Grünig E, et al：Standardized exercise training is feasible, safe, and effective in pulmonary arterial hypertension and chronic thromboembolic pulmonary hypertension：results from a large European multicentre randomized controlled trial. *Eur Heart J*, **42**(23)：2284-2295, 2021.
Summary PAH と CTEPH に対する運動療法の大規模な多施設共同研究.

8) La Rovere MT, et al：Exercise training after pulmonary endarterectomy for patients with chronic thromboembolic pulmonary hypertension. *Respiration*, **97**(3)：234-241, 2019.

9) Fukui S, et al：Efficacy of cardiac rehabilitation after balloon pulmonary angioplasty for chronic thromboembolic pulmonary hypertension. *BMJ*, **102**(17)：1403-1409, 2016.

10) Nagel C, et al：Exercise training improves exercise capacity and quality of life in patients with inoperable or residual chronic thromboembolic pulmonary hypertension. *PLoS One*, **7**(7)：e41603, 2012.

11) Inagaki T, et al：Home-based pulmonary rehabilitation in patients with inoperable or residual chronic thromboembolic pulmonary hypertension：A preliminary study. *Respir Investig*, **52**(6)：357-364, 2014.
Summary CTEPH 患者に対して在宅での自主トレーニングを主体とした呼吸リハビリテーションを実施し，運動耐容能や健康関連 QOL が改善した.

12) Tran D, et al：Inspiratory muscle training improves inspiratory muscle strength and functional exercise capacity in pulmonary arterial hypertension and chronic thromboembolic pulmonary hypertension：A pilot randomized controlled study. *Heart Lung Circ*, **30**(3)：388-395, 2021.

13) Working Group on Cardiac R, Exercise P：Working Group on Heart Failure of the European Society of C：Recommendations for exercise training in chronic heart failure patients. *Eur Heart J*, **22**(2)：125-135, 2001.

MB Med Reha No.286：55-58, 2023

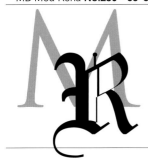

特集／在宅でみる呼吸器疾患のリハビリテーション診療

過敏性肺炎における呼吸器リハビリテーション

飯島裕基*¹　宮崎泰成*²

Abstract　呼吸リハビリテーションは，慢性肺疾患により身体活動性が低下している患者に対する集学的かつ包括的な医療介入である．疾患に対する個別治療と組み合わせることで症状の軽減や体力の向上，機能的・心理的改善や QOL の向上が図られる．
　過敏性肺炎(HP)は間質性肺疾患(ILD)の中で分類される疾患であり，線維性 HP の一部は特発性肺線維症(IPF)の患者と並んで予後が不良である．HP に対して効果的とされる治療は第一に原因抗原の除去であり，第二にステロイドや抗線維化薬による薬物治療である．INBUILD 試験では線維性 HP に対しても抗線維化薬であるニンテダニブの有用性が証明された[1]．これらの治療と呼吸リハビリテーションを組み合わせることで疾患進行の抑制に寄与する可能性がある．

Key words　過敏性肺炎(hypersensitivity pneumonitis)，間質性肺疾患(interstitial lung diseae)，呼吸リハビリテーション(pulmonary rehabilitation)，6 分間歩行試験(6-minute walk test)

過敏性肺炎とは

　過敏性肺炎(HP)は，環境中に存在する様々な抗原を吸入することによって引き起こされる3型および4型アレルギーを主病態とする肺疾患である[2]．これらの環境中抗原の中でも鳥のタンパク質やトリコスポロンなどの真菌類に由来するものが多く知られている．HP の発症および進行は，遺伝的要因，宿主要因，環境要因などによる複雑な相互作用によって起こり，非線維性と線維性に分類される．非線維性 HP の中には急性発症のフェノタイプが存在し，原因抗原への断続的かつ高濃度の曝露により生じ，通常は曝露後数時間～数日以内に発症する．一方，線維性 HP の多くは長期にわたる低濃度の曝露に由来し，曝露後数週間～数か月，あるいは数年かけて発症する．診断は困難であり，徹底した病歴聴取，臨床所見や画像所見，気管支肺胞洗浄のリンパ球数や病理組織学的所見の評価が必要である．最近，米国胸部疾患学会(ATS)/日本呼吸器学会(JRS)/ラテンアメリカ胸部医学会(ALAT)と米国胸部医学会日本部会(ACCP)から2つの HP 診断に関するアルゴリズムが提唱された[3][4]が，いずれも完全なものとは言えず，最終的には臨床医，放射線診断医，病理診断医を中心とした多職種合議(multidisciplinary discussion；MDD)によって診断が決まることが多い．原因となる抗原からの回避が治療の主軸となるが，薬物療法としては，ステロイドなどの免疫抑制薬やマルチチロシンキナーゼ阻害剤であるニンテダニブなどの抗線維化薬からなる．その他に酸素療法，呼吸リハビリテーション，支持療法などの非薬理学的介入は，進行性 HP 患者の治療全般において重要な要素になる可能性がある．

*¹ Yuki IIJIMA，〒 113-8510　東京都文京区湯島 1-5-45　東京医科歯科大学呼吸器内科
*² Yasunari MIYAZAKI，同，教授

HPの臨床経過は様々であるが，線維性HP患者の一部は，予後不良かつ進行性の経過をとり，画像上通常型間質性肺炎(UIP)パターンを呈するものは肺機能の低下率や生存率に関して特発性肺線維症(IPF)と類似した予後をとることが示されている．また急性増悪はHP患者でも起こり得る高い死亡率と関連した事象であり注意が必要である．HP患者における生存率の悪化に関連する因子には，原因抗原の除去が行われていないまたは不完全であること，高齢，男性，喫煙歴，high resolution computed tomography(HRCT)上の線維化の存在や蜂巣肺の存在などが含まれる．特に原因抗原が十分に除去されているかは重要な予後因子である一方で，HPの中には原因となる抗原が同定されないものも30〜50%程度存在する．

ILD 間質性肺疾患(ILD)における
呼吸リハビリテーション

HPに特化した呼吸リハビリテーションの研究は，検索した限りでは存在しないが，ILDに対する対照比較試験は少ないながらも全体的に増えてきている．2014年に発表されたメタアナリシスでは，ILD患者における呼吸リハビリテーションに関する合計8つの論文が含まれた．呼吸リハビリテーションは6分間歩行試験(6MWT)における6分間歩行距離(6MWD)を有意に改善し，運動耐容能の向上とQOLの改善に有効であることを示した[5]．

別のILD402人の患者を含む大規模研究では，専門センターにおいて呼吸リハビリテーションが週5回の頻度で平均30日間実施された．その結果，患者のQOLや6MWDの改善，努力性肺活量(FVC)の有意な改善が観察された．リハビリテーション前の6MWDが低いことは呼吸リハビリテーションの有効性に関する唯一の予測因子であり，6MWDが低いのはFVCや全肺活量(TLC)が低く，在宅酸素療法(HOT)を受けている患者であった．この結果からも，進行した呼吸不全患者における呼吸リハビリテーションの意義が示唆さ

れる[6]．

呼吸リハビリテーションの実際

ATS/欧州呼吸器学会(ERS)のガイドラインでは，呼吸リハビリテーションは，呼吸器専門医，理学療法士，心理学者，看護師からなる多職種チームによって行われるべきである．呼吸リハビリテーションの開始前に患者のQOL，不安や抑うつ度，運動耐用能，末梢筋の筋力などを評価する．特に6MWTは，運動耐容能の評価方法として一般的に用いられており，運動中の酸素飽和度，特に6MWT中の酸素飽和度が最も低下した時の値(Nadir SpO$_2$)を評価することが重要である．呼吸リハビリテーションの成績を評価するうえでの基本パラメータは，6MWTにおける最小重要差(MID)の変化であるが，その他にBorg呼吸困難スケールやmedical research council(MRC)のbaseline dyspnea index(BDI)，transition dyspnea index(TDI)などを用いて，呼吸困難の程度を評価する．また，咳，抑うつ，不安，疲労も評価することがある．健康関連QOL(HRQOL)の評価には，short form health survey(SF-36)，chronic respiratory disease questionnaire(CRDQ)，St. George's respiratory questionnaire(SGRQ)などの質問票が用いられる[7]．

原病の経過が不安定である場合，検査中に失神したエピソードがある場合，右心不全症状を有する場合，コントロール不良の併存症が存在する場合，運動トレーニングを妨げる疾患を有する場合などでは，呼吸リハビリテーションはすすめられない[8]．

呼吸リハビリテーションを開始するタイミングについては，現在のエビデンスで特定されていないが，疾患経過の早期に紹介することで，より大きな利益がもたらされる可能性がある．ILD患者に対する理想的なリハビリテーション期間は不明である．英国のガイドラインでも一般的な呼吸リハビリテーションに関して6〜12週間のプログラムを推奨しているが，ILDに特化した推奨はして

いない[9].

運動トレーニング

呼吸リハビリテーションのメニューはATS/ERSによる定義では，運動トレーニングと非運動トレーニングに分類され，前者には筋力や持久力の増強，後者には教育や心理的サポート，栄養療法，疾患特有の症状のコントロールなどが含まれる．

慢性呼吸器疾患における運動トレーニングは，個人に合わせた運動メニューやトレーニング負荷の増強など，健康な人の場合に類似する[10]．持久力トレーニングもILDの運動トレーニングの1つであり，有酸素運動能力を向上させ，息切れや疲労の少ない日常生活機能や身体活動を改善することを目的とする[11]．持久力トレーニングの強度は，最初はベースラインの6MWTにおける歩行速度や心肺運動負荷試験(CPET)におけるピーク作業速度といった最大運動能力の70〜80%に設定し，最低週2回の監視付きセッションが推奨される．労作時呼吸困難の程度や疾患進行の速さなどを考慮しながら慎重に運動メニューの計画や修正を行うことが必要である．レジスタンストレーニングは，局所的な筋力と持久力を向上させ，主に体重または固定ウェイトやフリーウェイトを使用することによって行う．このトレーニングに関する特別なガイドラインはなく，健康な成人または高齢者に使用される米国スポーツ医学会(ACSM)の原則が通常適用され[12]，具体的には週2〜3日のトレーニング，10〜15回の繰り返しを推奨している．また柔軟性トレーニングは関節と筋肉の可動域(ROM)を広げることを目的としているが，ILDにおける柔軟性トレーニングの具体的なガイドラインはなく，呼吸リハビリテーションとしての効果も不明である．

運動中の酸素療法に関するエビデンスは限られているが，有意な低酸素血症を示す患者に対しては運動トレーニング中に行われるのが一般的である．通常診療では，トレーニング中に酸素飽和度

が85%未満に低下した患者には，酸素飽和度を88%以上に維持することを目的として酸素療法を実施することになっている．ATS/ERSの声明でも，ILDの運動トレーニング中の酸素投与を推奨している[10]．しかし，この方法が運動能力やHRQOLの改善など，呼吸リハビリテーションの転帰の改善につながることを示したエビデンスは現時点では存在しない．

非運動トレーニング

非運動トレーニングのうち，疾患教育はILD患者が自分の状態を理解し積極的に自己管理に参加するための手段として重要である．呼吸リハビリテーション中の患者に対する個別化教育には酸素療法，増悪時の管理，省エネルギー，症状コントロール，気分障害，投薬管理，肺移植，終末期医療などが含まれるべきである．

ILDでは，不安障害やうつ病などを認めやすい．ILD患者124名における研究では，不安障害とうつ病の有病率はそれぞれ31%と23%であった[13]．呼吸困難の多さは不安障害やうつ病の独立した予測因子であった．呼吸リハビリテーションがこれらの併存症に及ぼす影響についてのRCTは存在しないが，非コントロール研究では有益である可能性が示唆されている．Ryersonらは，6〜9週間の呼吸リハビリテーションにより，参加者の52%でうつ病が改善されたと報告した[14]．呼吸リハビリテーションがどのようにうつ病を改善するかについてのメカニズムは明らかではないが，症状の改善や疾患コントロールの実感に関連している可能性がある．ILD患者の多くは，呼吸困難，咳，疲労などの症状を多く抱えているが，呼吸リハビリテーションによる非運動トレーニングはこれらの症状コントロールに有用である可能性がある．

文 献

1) Wells AU, et al：Nintedanib in patients with

progressive fibrosing interstitial lung diseases-subgroup analyses by interstitial lung disease diagnosis in the INBUILD trial：a randomised, double-blind, placebo-controlled, parallel-group trial. *Lancet Respir Med*, **8**(5)：453-460, 2020.

2）Costabel U, et al：Hypersensitivity pneumonitis. *Nat Rev Dis Primers*, **6**(1)：65, 2020.
Summary 過敏性肺炎の総説であり，本疾患の概念を理解するのに有用である．

3）Raghu G, et al：Diagnosis of Hypersensitivity Pneumonitis in Adults. An Official ATS/JRS/ALAT Clinical Practice Guideline. *Am J Respir Crit Care Med*, **202**(3)：e36-e69, 2020.
Summary 過敏性肺炎の診断に関する国際ガイドライン．

4）Fernández Pérez ER, et al：Diagnosis and Evaluation of Hypersensitivity Pneumonitis：CHEST Guideline and Expert Panel Report. *Chest*, **160**(2)：e97-e156, 2021.

5）Gomes-Neto M, et al：Impact of Pulmonary Rehabilitation on Exercise Tolerance and Quality of Life in Patients With Idiopathic Pulmonary Fibrosis：A SYSTEMATIC REVIEW AND META-ANALYSIS. *J Cardiopulm Rehabil Prev*, **38**(5)：273-278, 2018.

6）Huppmann P, et al：Effects of inpatient pulmonary rehabilitation in patients with interstitial lung disease. *Eur Respir J*, **42**(2)：444-453, 2013.

7）Nici L, et al：American Thoracic Society/European Respiratory Society statement on pulmonary rehabilitation. *Am J Respir Crit Care Med*, **173**(12)：1390-1413, 2006.

Summary 米国胸部疾患学会／欧州呼吸器学会のガイドライン

8）Dowman L, et al：Pulmonary rehabilitation for interstitial lung disease. *Cochrane Database Syst Rev*, **2**(2)：CD006322, 2021.

9）Bolton CE, et al：British Thoracic Society guideline on pulmonary rehabilitation in adults. *Thorax*, **68** Suppl 2：ii1-30, 2013.

10）Spruit MA, et al：An official American Thoracic Society/European Respiratory Society statement：key concepts and advances in pulmonary rehabilitation. *Am J Respir Crit Care Med*, **188**(8)：e13-e64, 2013.

11）Holland AE, et al：Short term improvement in exercise capacity and symptoms following exercise training in interstitial lung disease. *Thorax*, **63**(6)：549-554, 2008.

12）Garber CE, et al：American College of Sports Medicine position stand. Quantity and quality of exercise for developing and maintaining cardiorespiratory, musculoskeletal, and neuromotor fitness in apparently healthy adults：guidance for prescribing exercise. *Med Sci Sports Exerc*, **43**(7)：1334-1359, 2011.

13）Holland AE, et al：Dyspnoea and comorbidity contribute to anxiety and depression in interstitial lung disease. *Respirology*, **19**(8)：1215-1221, 2014.

14）Ryerson CJ, et al：Pulmonary rehabilitation improves long-term outcomes in interstitial lung disease：a prospective cohort study. *Respir Med*, **108**(1)：203-210, 2014.

MB Med Reha **No.286**：**59-64**, 2023

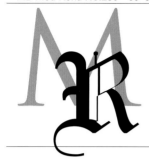

特集／在宅でみる呼吸器疾患のリハビリテーション診療

肺移植患者の在宅呼吸リハビリテーション診療

田辺直也[*1]　大島洋平[*2]　佐藤　晋[*3]

Abstract　　肺移植は，重度な慢性呼吸器疾患患者の重要な治療法である．肺移植待機期間中も身体機能を維持するためリハビリテーション治療が必要となる．運動療法と患者教育を基本に，原疾患ごとの特性や併存症を考慮してリハビリテーションを実施する．肺移植後の呼吸機能は移植肺が良好に機能すれば早期から改善するが，身体機能の回復は遅延する．したがって，ICU 入室中から早期離床や骨格筋機能維持を中心としたリハビリテーションを実施する．さらに多面的介入により向上した身体機能を長期に維持するため，退院後もリハビリテーションを継続する必要がある．しかし，十分な在宅リハビリテーションが提供されているとは言えない状況にある．リハビリテーションの目標は，運動療法に留まらない身体活動性の向上であり，行動変容へのセルフマネージメントケアにも留意する必要がある．近年の研究により，遠隔コーチングを利用した在宅リハビリテーション介入が，肺移植後患者の身体機能や身体活動性の維持，向上，慢性拒絶や感染症の早期発見につながることが期待されている．

Key words　肺移植(lung transplantation)，間質性肺疾患(interstitial lung disease)，身体活動性(physical activity)，サルコペニア(sarcopenia)，在宅リハビリテーション(home rehabilitation)

はじめに

　肺移植とは，治療への反応が乏しく，慢性に進行する重度な呼吸器疾患患者において，その肺を摘出し，提供者(ドナー)の肺を移植する治療法である．肺移植以外に予後を改善する手段がなく，移植を行わなければ残存余命が限られる場合に適応となる．肺移植は侵襲性の高い手術である一方，手術を受ける肺移植待機患者は重度の低肺機能，呼吸不全，身体機能の低下をきたしている．そのため，病院内での周術期の全身管理やリハビリテーション治療に加えて，在宅でのリハビリテーション治療が非常に重要となる．肺移植において

は，リハビリテーションが行えない，またはその能力が期待できない患者は除外条件に該当するものとして扱われる(日本肺および心肺移植研究会ホームページ，http://www2.idac.tohoku.ac.jp/dep/surg/shinpai/pg373.html)．

　肺移植待機中の患者は全国各地の居住地域で生活しているが，肺移植施設は 2022 年 11 月現在で 10 施設と限られる．平均待機期間は 3 年と長期に及ぶ．したがって，肺移植待機中には，居住地域における医療施設による医学的管理に加えて，呼吸リハビリテーションを受けることが望ましい．しかし，待機中の呼吸リハビリテーションは実際のところほとんど実施されていない現状にある．

[*1] Naoya TANABE，〒 606-8507 京都府京都市左京区聖護院川原町 54　京都大学医学部附属病院リハビリテーション科／呼吸器内科，助教
[*2] Yohei OSHIMA，同病院リハビリテーション部，理学療法士
[*3] Susumu SATO，同病院呼吸器内科／京都大学大学院医学研究科呼吸管理睡眠制御学，准教授

本稿では，肺移植待機患者，移植後患者の問題点とその対策としてのリハビリテーションについて対象疾患の特性も考慮しながら概説した後に，外来・在宅リハビリテーションの可能性や課題について記載する．

肺移植待機患者のリハビリテーション

肺移植待機患者の多くは重度の症状，低肺機能を認め，特に本邦においては待機期間が非常に長く身体機能の低下も著しい．過度な安静などによる廃用症候群も問題となる．高齢者において近年問題となっているフレイルやサルコペニアも肺移植待機患者において認められる．リハビリテーションは，重度低肺機能であっても，運動耐容能や身体活動性の維持に有効である．運動耐容能が高い症例ほど，肺移植後の経過は良好である．しかし，当施設で肺移植を受けた患者の待機中におけるリハビリテーションの実施率は20％にも満たず，居住地域で肺移植待機中のリハビリテーションをいかに実践していくかが課題である．

治療プログラムの中心は運動療法と患者教育である．安楽体位の調整や呼吸練習，排痰練習などを適宜追加する．プログラムの基本的な構成は，慢性呼吸器疾患患者への標準的なリハビリテーションと大きくは変わらないが，原疾患ごとの特性や併存症を考慮して実施する．以下，具体的に原疾患ごとに概説する．

本邦において最も多い肺移植の対象疾患は間質性肺疾患である．間質性肺疾患患者では，労作時低酸素に加え，頻呼吸に伴う呼吸困難や乾性咳嗽や気胸・縦郭気腫などの合併症がリハビリテーションの阻害因子となり得る．低酸素血症や乾性咳嗽は運動強度に依存して増強するため，適宜運動強度や酸素流量を調節する．

肺高血圧症患者は，喀血や失神，右心不全などの急変リスクを有するため，病状安定化がリハビリテーション実施の前提となる．循環動態の不安定性（特に静脈還流量の変動）や易疲労性に注意し，低負荷での運動療法を実施する．息ごらえや急激な姿勢変換，運動強度の変化を控える．

気管支拡張症やびまん性汎細気管支炎，嚢胞性線維症などの慢性気道疾患患者では，気道クリアランスの維持が重要である．排痰練習を主とした介入となる．小型機器を用いた呼気陽圧療法などの排痰指導も適宜検討する．体重減少を生じやすく栄養療法も行う．

造血幹細胞移植後の移植片対宿主病（GVHD）による肺障害は，移植適応疾患であり，比較的対象者数が本邦では多い．若年者に多く，病態としては閉塞性細気管支炎による閉塞性換気障害を生じる病型と胸膜や肺胞壁の炎症，線維化に起因する拘束性換気障害を生じる病型がある．拘束性換気障害が主体の症例では気胸を併発しやすく，胸郭の扁平化や重度のるい痩を認め，リハビリテーションに難渋することが多い．また，GVHDは肺以外にも併発するため，リハビリテーションを制限するような機能障害について全身評価を行う．

このように各原疾患の特性や重症度，併存症などの状態を考慮し，運動耐容能，筋力，身体活動性，栄養状態などに配慮し，運動療法時の負荷量の調節など個別化したプログラムを作成する必要がある．以下に各項目の要点を記載する．

1．運動耐容能

運動耐容能は，肺移植待機期間中，移植後の臨床経過とよく関連する．呼吸機能，循環動態，骨格筋機能など多因子の影響を受ける[1]．運動耐容能の評価に，6分間歩行試験やシャトルウォーキングテストなどのフィールドテスト，自転車エルゴメータを用いた漸増負荷試験や定常負荷試験が用いられる．特に6分間歩行試験は簡便に実施可能であり，総歩行距離や歩行中の経皮的酸素飽和度は，待機中の予後と関連し，肺移植適応の判定に必須の検査項目である．肺移植適応となる重症呼吸器疾患において，リハビリテーションは6分間歩行距離を改善する[1]．筋力トレーニングと全身持久力トレーニングを組み合わせたリハビリテーションが有用である[1,2]．全身持久力トレーニングの際に著しい呼吸困難や低酸素血症を伴う場

合には，インターバルトレーニングや椅子座位での足踏み運動など，運動様式や運動強度の工夫を検討する．

2．筋　力

筋力低下は日常生活動作を阻害する大きな要因となる．肺移植後は呼吸機能の回復に比べ，筋力の回復は遅れやすく，運動耐容能の限界規定因子となる[3]．骨格筋機能には筋量や筋質が影響し，二重エネルギーX線吸収測定法（DEXA）や生体電気インピーダンス法（BIA法）に加えて，エコーやCT，MRIなどの画像評価が行われる．CTを用いて評価した筋断面積や筋質（主にCT値）の低下は肺移植後の短期経過[4]〜[6]や長期生命予後[7][8]と関連する．握力は簡便に評価でき，全身筋力を反映するため，筋力低下のスクリーニングに有用である．代表的な下肢筋力指標である膝伸展筋力は，ADLや身体機能と関連し，COPD（慢性閉塞性肺疾患）や間質性肺疾患においては予後不良因子となる[9][10]．呼吸筋力は肺移植後の運動耐容能の回復と関連するため，待機中から強化するのが望ましい[11]．過負荷が筋力向上の原則ではあるが，低負荷であっても，高頻度に行うことができれば，高負荷トレーニングと同様の効果が得られる[12]．筋力維持を目的とする肺移植待機中では低負荷でも可能な範囲でトレーニングを継続することが望ましい．

3．身体活動性

肺移植待機患者において，1日の総歩数の低下，歩行や立位など中等度以上の強度の活動時間の低下など身体活動性低下はよく認められ，待機中の予後と関連する[13]．呼吸困難や労作時の低酸素血症が著明で，積極的なリハビリテーション治療が困難な症例に対しては，過負荷による病態悪化に注意を払いながら，ベッド上や身の周りの基本的なADLトレーニングなどを継続することが望ましい．

4．栄養状態

低体重，低プレアルブミン血症や低アルブミン血症は，肺移植待機患者の予後不良因子となる．

当施設の検討でも，間質性肺炎患者において，肺移植待機中の生存率とトランスサイレチン（プレアルブミン）の関連，低BMIとの関連が認められている[14][15]．骨格筋CT値により評価した骨格筋内の脂肪変性は肺移植後の予後と関連する[8]．

5．患者教育

肺移植登録から実際の肺移植までの待機期間は長期であり，待機中の過ごし方は移植後の経過に大きく関与する．肺移植までのリハビリテーションの流れ，肺移植後のプログラムを患者自身があらかじめ理解できるよう指導する．肺移植後の円滑なリハビリテーション介入のため，移植前よりリラクセーション法や呼吸法，排痰法，ストレッチングや筋力トレーニング，ウォーキングなどを指導する．

肺移植後のリハビリテーション（入院）

肺移植後の呼吸機能は移植肺が良好に機能すれば早期から著明に改善する．一方，骨格筋機能などの身体機能は術前からの機能低下や周術期における重症管理，比較的長期の気管切開を介した人工呼吸管理，免疫抑制剤や副腎皮質ステロイドによる影響を受け，呼吸機能と比較し回復は遅延する．したがって，ICU入室中から早期離床や骨格筋機能維持を中心としたリハビリテーションを実施する．

ICU退出後も一般病棟でのリハビリテーションを継続し，術後4週頃になると全身状態はさらに安定するため，退院を見据えて，リハビリテーション室において機器を用いた本格的なトレーニングを開始する．この頃になると酸素吸入器や点滴などが不要となる．ただし，感染や急性拒絶，気胸，不整脈などの合併症を生じることがありモニタリングの継続は必要である．手術関連の疼痛，創部癒合不全，免疫抑制剤など薬剤に関連した有害事象，例えば，体液貯留，嘔気，高血糖，高血圧，不安抑うつなどの問題もこの時期にしばしば顕在化する．労作時低酸素血症の頻度は低下しても，術前から扁平胸郭を認める症例などにお

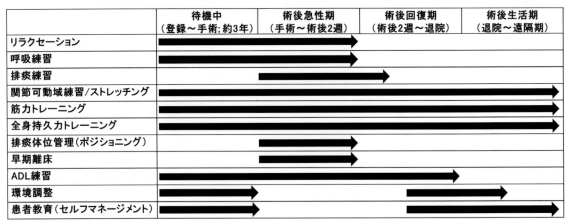

	待機中 （登録〜手術; 約3年）	術後急性期 （手術〜術後2週）	術後回復期 （術後2週〜退院）	術後生活期 （退院〜遠隔期）
リラクセーション	███████████████	██████		
呼吸練習	███████████████	██████		
排痰練習		████████████		
関節可動域練習／ストレッチング	██████████████████████████████████████			
筋力トレーニング	██████████████████████████████████████			
全身持久力トレーニング	██████████████████████████████████████			
排痰体位管理（ポジショニング）		████████████		
早期離床		████		
ADL練習	███████████████████████████			
環境調整	██████████		████████████████	
患者教育（セルフマネージメント）	██████████		████████████████	

図 1. 肺移植前後のリハビリテーション

いては，術後も胸郭可動域の制限が残存し，頻呼吸に伴う呼吸困難が遷延し得る．胸郭可動域練習や深呼吸練習，吸気筋トレーニングなどの追加を検討する．食欲不振や下痢による栄養不良が遷延する症例も多く，体重の推移を注意深く観察する．

退院前には，社会復帰可能なレベルを目標とし，日常生活応用動作や運動耐容能改善のためのリハビリテーション治療を行う．同時に，感染対策や自宅でのリハビリテーションプログラムの実施を指導する．退院後は，入院生活に比べより骨関節系に急激な負荷が加わる動作が増え，副腎皮質ステロイドの長期投与の影響が顕在化する時期となる．そのため，椎体の圧迫骨折や大腿骨頭壊死症のリスクが高いことに注意し，ビスフォスフォネート製剤の投与を検討する．比較的高齢の女性患者では特にリスクが高いため，動作指導を行い，特徴的な症状が出現した場合にはかかりつけ医に相談するよう指導する．

退院後のリハビリテーション治療
（外来，在宅リハビリテーション）

入院リハビリテーションも含めた多面的介入により向上した身体機能を長期に維持するためには，退院後のリハビリテーション施行が重要である．社会復帰に必要な筋力や全身持久力のさらなる向上がこの時期のリハビリテーションの目標となる．**図1**に肺移植リハビリテーション治療プログラムのまとめを示す．当施設の検討でも，身体

機能と肺移植後の社会復帰や健康関連 QOL の関連が認められている[16)17)]．退院後に週3回，3か月間の外来でのリハビリテーション介入が，筋力や6分間歩行距離，自転車エルゴメータの最大負荷量，身体活動性を有意に改善したとの報告がある[18)]．在宅リハビリテーションに関して，12週間の在宅運動療法（週3回，1回40分）が，運動耐容時間や下肢筋力を有意に改善したとの報告もある[19)]．

肺移植術後の管理については新型コロナウイルスパンデミックの影響を受け変容している．当施設においても，従来は退院後，術後3か月まで近隣に居住し，術後3か月目の定期的な身体機能評価まで当院外来通院を続けていた．その後に，元の居住地である地元に戻り，移植待機期間中に通院していた医療機関の管理に移行となっていた．しかし，新型コロナパンデミックのため，当院外来リハビリテーションは閉鎖となり，退院後に直接地元に戻ることが増えた．結果的に退院後のリハビリテーションがさらに不十分となる傾向となっている．肺移植待機中に地元でリハビリテーションを実施していた患者は，肺移植後も同じ施設でリハビリテーションを再開できる場合が多いが，多くの症例では待機中にリハビリテーションを経験しておらず，退院後のリハビリテーションが施行できない，という問題が生じている．そのため，現状では退院前にセルフマネージメントを強化した指導介入に重点を置いている．リハビリ

テーションスタッフだけではなく，病棟看護師や移植コーディネーターらと連携して指導にあたることが肝要である．

退院後の身体機能の回復には，運動療法に留まらない身体活動性の向上が重要であり，行動変容へのセルフマネージメントケアの重要性が指摘されている．こうした在宅生活指導はリハビリテーションの重要な要素である．近年，在宅でのリハビリテーション介入を実現するために遠隔コーチング(tele-coaching；TC)による介入効果が検証されている．TCを併用してリハビリテーション管理を行った報告では，12週間後には，通常ケア群よりもTC群において歩数や活動強度の増加が得られた[20]．また，身体活動性の維持は，肺移植術後の身体機能の回復に留まらず，長期的な体組成やフレイル・サルコペニアの改善，メタボリックシンドロームや骨粗鬆症，高血圧症の予防の上で重要である．また，在宅生活状況を密にモニタリングできることで慢性拒絶や感染症といった肺移植後の遠隔期の死亡原因となる重要な徴候を早期に把握する上でも有益である可能性がある．TCを利用したリハビリテーション介入が身体機能や身体活動性の維持，向上，慢性拒絶や感染症の早期発見につながることに期待する．

文　献

1) Hume E, et al：Exercise training for lung transplant candidates and recipients：a systematic review. *Eur Respir Rev*, **29**(158)：200053, 2020.
   Summary 肺移植前後の運動療法に関する総説である．21の研究(移植待機1,488例，肺移植レシピエント1,108例)において，運動療法が運動耐容能やQOLの維持に有用であると示している．

2) Wickerson L, et al：Physical rehabilitation for lung transplant candidates and recipients：An evidence-informed clinical approach. *World J Transplant*, **6**(3)：517-531, 2016.

3) Walsh JR, et al：Impaired exercise capacity after lung transplantation is related to delayed recovery of muscle strength. *Clin Transplant*, **27**(4)： E504-511, 2013.

4) Weig T, et al：Core Muscle Size Predicts Postoperative Outcome in Lung Transplant Candidates. *Ann Thorac Surg*, **101**(4)：1318-1325, 2016.

5) Rozenberg D, et al：Thoracic muscle cross-sectional area is associated with hospital length of stay post lung transplantation：a retrospective cohort study. *Transpl Int*, **30**(7)：713-724, 2017.

6) Oshima Y, et al：Quantity and quality of anti-gravity muscles in patients undergoing living-donor lobar lung transplantation：1-year longitudinal analysis using chest computed tomography images. *ERJ Open Res*, **6**(2)：00205-2019, 2020.

7) Hsu J, et al：Sarcopenia of the Psoas Muscles Is Associated With Poor Outcomes Following Lung Transplantation. *Ann Thorac Surg*, **107**(4)：1082-1088, 2019.

8) Oshima Y, et al：Erector spinae muscle radiographic density is associated with survival after lung transplantation. *J Thorac Cardiovasc Surg*, **164**(1)：300-311 e3, 2022.

9) Swallow EB, et al：Quadriceps strength predicts mortality in patients with moderate to severe chronic obstructive pulmonary disease. *Thorax*, **62**(2)：115-120, 2007.

10) Watanabe F, et al：Quadriceps weakness contributes to exercise capacity in nonspecific interstitial pneumonia. *Respir Med*, **107**(4)：622-628, 2013.

11) Sato T, et al：Impact of inspiratory muscle strength on exercise capacity after lung transplantation. *Physiother Res Int*, **27**(3)：e1951, 2022.

12) Schoenfeld BJ, et al：Strength and Hypertrophy Adaptations Between Low- vs. High-Load Resistance Training：A Systematic Review and Meta-analysis. *J Strength Cond Res*, **31**(12)：3508-3523, 2017.

13) Komatsu T, et al：Physical activity level significantly affects the survival of patients with end-stage lung disease on a waiting list for lung transplantation. *Surg Today*, **47**(12)：1526-1532, 2017.

14) Oshima A, et al：Nutrition-related factors associated with waiting list mortality in patients with

interstitial lung disease：A retrospective cohort study. *Clin Transplant*, **33**(6)：e13566, 2019.

15) Ikezoe K, et al：Prognostic factors and outcomes in Japanese lung transplant candidates with interstitial lung disease. *PLoS One*, **12**(8)：e0183171, 2017.

16) Hamada R, et al：Changes in the health-related quality of life and social reintegration status after lung transplantation following hematopoietic stem cell transplantation. *Support Care Cancer*, **30**(2)：1831-1839, 2022.

17) 大島　洋ほか：肺移植術後遠隔期における健康関連 QoL の実態と関連因子の検討．呼吸理学療法学，**1**：14-24，2022.

18) Langer D, et al：Exercise training after lung transplantation improves participation in daily activity：a randomized controlled trial. *Am J Transplant*, **12**(6)：1584-1592, 2012.

19) Vivodtzev I, et al：Benefits of home-based endurance training in lung transplant recipients. *Respir Physiol Neurobiol*, **177**(2)：189-198, 2011.
Summary 肺移植後の症例に対して，在宅での運動療法を 1 回 40 分，週 3 回，12 週施行した研究．在宅リハビリテーションが，運動耐容能，筋力，QoL を改善したことを示した．

20) Hume E, et al：Feasibility and acceptability of a physical activity behavioural modification tele-coaching intervention in lung transplant recipients. *Chron Respir Dis*, **19**：14799731221116588, 2022.

第39回日本義肢装具学会学術大会

会　期：令和5年10月28日(土)～10月29日(日)

大会長：花山耕三(川崎医科大学リハビリテーション医学　教授)

会　場：岡山コンベンションセンター他(予定)

テーマ：多職種が関わる義肢・装具

一般演題募集期間：

　第　一　次：2023年3月2日(木)～5月11日(木)14：00

　　　　　　【募集中】

　　　　　　(第一次で演題名と簡単な要旨をご登録ください。第二次で抄録をご登録いただきます。第二次演題募集は2023年6月1日(木)～7月13日(木)予定です。)

問い合わせ：第39回日本義肢装具学会学術大会　運営事務局

　　　　　　株式会社JTBコミュニケーションデザイン事業共創部　コンベンション第二事業局内

　　　　　　〒541-0056　大阪市中央区久太郎町2-1-25 JTBビル8F

E-mail：jspo_39@jtbcom.co.jp

詳細は学術大会ホームページをご覧ください。

https://convention.jtbcom.co.jp/jspo39/

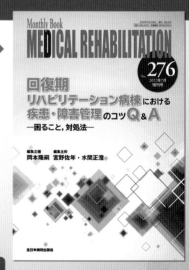

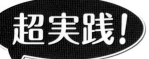

超実践！

がん患者に必要な 口腔ケア

― 適切な口腔管理でQOLを上げる ―

編集 山﨑知子（宮城県立がんセンター頭頸部内科 診療科長）

2020年4月発行　B5判　120頁
定価4,290円（本体3,900円＋税）

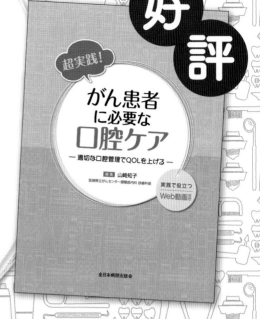

好評

目 次

全日本病院出版会　〒113-0033 東京都文京区本郷3-16-4　Tel:03-5689-5989
www.zenniti.com　Fax:03-5689-8030

睡眠からみた認知症診療ハンドブック

―早期診断と多角的治療アプローチ―

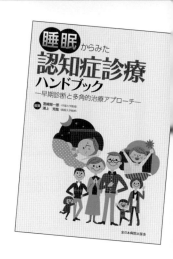

編集 宮崎総一郎（中部大学教授）
浦上　克哉（鳥取大学教授）

B5判　146頁　3,500円＋税
2016年9月発行

認知症や脳疾患の予防には脳の役割を知り，適切な睡眠を確保することが重要であり，睡眠の観点から認知症予防と診療に重点をおいてまとめられた1冊！！

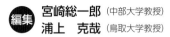

全日本病院出版会 〒113-0033 東京都文京区本郷3-16-4　Tel：03-5689-5989
http://www.zenniti.com　　　　　　　　　　Fax：03-5689-8030
おもとめはお近くの書店または弊社ホームページまで！

運動器臨床解剖学

― チーム秋田の「メゾ解剖学」基本講座 ―

好評

| 編集 | 東京医科歯科大学 秋田恵一　二村昭元 | 2020年5月発行　B5判　186頁 定価 5,940円（本体 5,400円＋税） |

マクロよりも詳しく、ミクロよりもわかりやすく！
「関節鏡視下手術時代に必要なメゾ（中間の）解剖学」

肩、肘、手、股、膝、足を中心に、今までの解剖学の「通説」を覆す新しい知見をまとめた本書。
解剖学を学ぶ方のみならず、運動器を扱うすべての方必読です‼

目次

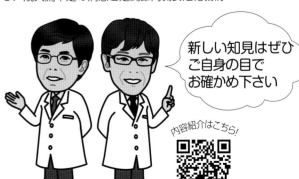

新しい知見はぜひ
ご自身の目で
お確かめ下さい

内容紹介はこちら！

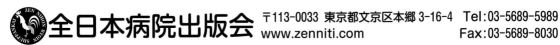

全日本病院出版会　〒113-0033 東京都文京区本郷 3-16-4　Tel：03-5689-5989
www.zenniti.com　　　　　　　　　　　　　　　　　　Fax：03-5689-8030

FAX による注文・住所変更届け

改定：2015 年 1 月

毎度ご購読いただきましてありがとうございます．

読者の皆様方に小社の本をより確実にお届けさせていただくために，FAX でのご注文・住所変更届けを受けつけております．この機会に是非ご利用ください．

◇ご利用方法

FAX 専用注文書・住所変更届けは，そのまま切り離して FAX 用紙としてご利用ください．また，注文の場合手続き終了後，ご購入商品と郵便振替用紙を同封してお送りいたします．**代金が 5,000 円をこえる場合，代金引換便とさせて頂きます**．その他，申し込み・変更届けの方法は電話，郵便はがきも同様です．

◇代金引換について

本の代金が 5,000 円をこえる場合，代金引換とさせて頂きます．配達員が商品をお届けした際に，現金またはクレジットカード・デビットカードにて代金を配達員にお支払い下さい（本の代金＋消費税＋送料）．（※年間定期購読と同時に 5,000 円をこえるご注文を頂いた場合は代金引換とはなりません．郵便振替用紙を同封して発送いたします．代金後払いという形になります．送料は定期購読を含むご注文の場合は頂きません）

◇年間定期購読のお申し込みについて

年間定期購読は，1 年分を前金で頂いておりますため，代金引換とはなりません．郵便振替用紙を本と同封または別送いたします．送料無料，また何月号からでもお申込み頂けます．

毎年末，次年度定期購読のご案内をお送りいたしますので，定期購読更新のお手間が非常に少なく済みます．

◇住所変更届けについて

年間購読をお申し込みされております方は，その期間中お届け先が変更します際，必ずご連絡下さいますようよろしくお願い致します．

◇取消，変更について

取消，変更につきましては，お早めに FAX，お電話でお知らせ下さい．

返品は，原則として受けつけておりませんが，返品の場合の郵送料はお客様負担とさせていただきます．その際は必ず小社へご連絡ください．

◇ご送本について

ご送本につきましては，ご注文がありましてから約 1 週間前後とみていただきたいと思います．お急ぎの方は，ご注文の際にその旨をご記入ください．至急送らせていただきます．2〜3 日でお手元に届くように手配いたします．

◇個人情報の利用目的

お客様から収集させていただいた個人情報，ご注文情報は本サービスを提供する目的（本の発送，ご注文内容の確認，問い合わせに対しての回答等）以外には利用することはございません．

その他，ご不明な点は小社までご連絡ください．

株式会社 全日本病院出版会　〒113-0033 東京都文京区本郷 3-16-4-7 F
電話 03(5689)5989　FAX03(5689)8030　郵便振替口座 00160-9-58753

FAX 専用注文書

5,000 円以上代金引換

ご購入される書籍・雑誌名に○印と冊数をご記入ください

○	書 籍 名	定価	冊数
	健康・医療・福祉のための睡眠検定ハンドブック up to date	¥4,950	
	輝生会がおくる！リハビリテーションチーム研修テキスト	¥3,850	
	ポケット判　主訴から引く足のプライマリケアマニュアル	¥6,380	
	まず知っておきたい！がん治療のお金，医療サービス事典	¥2,200	
	カラーアトラス　爪の診療実践ガイド　改訂第2版	¥7,920	
	明日の足診療シリーズI 足の変性疾患・後天性変形の診かた	¥9,350	
	運動器臨床解剖学―チーム秋田の「メゾ解剖学」基本講座―	¥5,940	
	ストレスチェック時代の睡眠・生活リズム改善実践マニュアル	¥3,630	
	超実践！がん患者に必要な口腔ケア	¥4,290	
	足関節ねんざ症候群―足くびのねんざを正しく理解する書―	¥5,500	
	読めばわかる！臨床不眠治療―睡眠専門医が伝授する不眠の知識―	¥3,300	
	骨折治療基本手技アトラス―押さえておきたい10のプロジェクト―	¥16,500	
	足育学　外来でみるフットケア・フットヘルスウェア	¥7,700	
	四季を楽しむビジュアル嚥下食レシピ	¥3,960	
	病院と在宅をつなぐ 脳神経内科の摂食嚥下障害―病態理解と専門職の視点―	¥4,950	
	睡眠からみた認知症診療ハンドブック―早期診断と多角的治療アプローチ―	¥3,850	
	肘実践講座　よくわかる野球肘　肘の内側部障害―病態と対応―	¥9,350	
	医療・看護・介護で役立つ嚥下治療エッセンスノート	¥3,630	
	こどものスポーツ外来―親もナットク！このケア・この説明―	¥7,040	
	野球ヒジ診療ハンドブック―肘の診断から治療，検診まで―	¥3,960	
	見逃さない！骨・軟部腫瘍外科画像アトラス	¥6,600	
	肘実践講座 よくわかる野球肘　離断性骨軟骨炎	¥8,250	
	これでわかる！スポーツ損傷超音波診断 肩・肘+α	¥5,060	
	達人が教える外傷骨折治療	¥8,800	
	ここが聞きたい！スポーツ診療Q&A	¥6,050	
	訪問で行う 摂食・嚥下リハビリテーションのチームアプローチ	¥4,180	

バックナンバー申込（※ 特集タイトルはバックナンバー 一覧をご参照ください）

❀メディカルリハビリテーション(No)

No_____　　No_____　　No_____　　No_____　　No_____

No_____　　No_____　　No_____　　No_____　　No_____

❀オルソペディクス(Vol/No)

Vol/No_____　Vol/No_____　Vol/No_____　Vol/No_____　Vol/No_____

年間定期購読申込

❀メディカルリハビリテーション		No.		から
❀オルソペディクス		Vol.	No.	から

TEL：	（　　　）		FAX：	（　　　）

ご住所	〒		
フリガナ			診療
お名前		要捺印	科目

FAX 03-5689-8030 全日本病院出版会行

年　　　月　　　日

住 所 変 更 届 け

お 名 前	フリガナ	
お客様番号		毎回お送りしています封筒のお名前の右上に印字されております8ケタの番号をご記入下さい。
新お届け先	〒　　　　　都 道 　　　　　　府 県	
新電話番号	（　　　　　　）	
変更日付	年　　　月　　　日より	月号より
旧お届け先	〒	

※ 年間購読を注文されております雑誌・書籍名に✓を付けて下さい。

☐ Monthly Book Orthopaedics （月刊誌）

☐ Monthly Book Derma. （月刊誌）

☐ Monthly Book Medical Rehabilitation （月刊誌）

☐ Monthly Book ENTONI （月刊誌）

☐ PEPARS （月刊誌）

☐ Monthly Book OCULISTA （月刊誌）

MEDICAL REHABILITATION

■ バックナンバー一覧

各号定価 2,750 円（本体 2,500 円＋税），（増刊・増大号を除く）
在庫僅少品もございます．品切の場合はご容赦ください．
（2023 年 3 月現在）

掲載されていないバックナンバーにつきまし
ては，弊社ホームページ（www.zenniti.com）
をご覧下さい．

2023 年　年間購読　受付中！
年間購読料　40,150 円（消費税込）（送料弊社負担）
（通常号 11 冊＋増大号 1 冊＋増刊号 1 冊：合計 13 冊）

click

| 全日本病院出版会 | 検索 |

編集主幹：宮野佐年　医療法人財団健貢会総合東京病院
　　　　　　　　　　リハビリテーション科センター長
　　　　　水間正澄　医療法人社団輝生会理事長
　　　　　　　　　　昭和大学名誉教授

No. 286　編集企画：
海老原　覚　東北大学教授

Monthly Book Medical Rehabilitation　No. 286

2023 年 4 月 15 日発行（毎月 1 回 15 日発行）
　　　定価は表紙に表示してあります．

Printed in Japan

発行者　　末　定　広　光
発行所　　株式会社　全日本病院出版会
〒 113-0033　東京都文京区本郷 3 丁目 16 番 4 号 7 階
　　　　電話　（03）5689-5989　Fax（03）5689-8030
　　　　郵便振替口座 00160-9-58753

印刷・製本　三報社印刷株式会社　　　電話（03）3637-0005
広告取扱店　株式会社文京メディカル　電話（03）3817-8036